Paul Bremer

Eiweißwunder Lupine

Paul Bremer

Eiweißwunder Lupine

Gesünder ernähren mit pflanzlichem
Eiweiß und Vitamin B_{12}

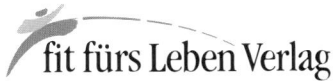
fit fürs Leben Verlag

Paul Bremer
Eiweißwunder Lupine
Gesünder ernähren mit pflanzlichem
Eiweiß und Vitamin B_{12}

1. Auflage 1999
Copyright by Fit fürs Leben-Verlag
in der Waldthausen GmbH & Co. KG
27718 Ritterhude

Titel: Peter Jaruschewski
Gestaltung: Martina Wessels
Lektorat: Britta Kurtz
Druck: Druckservice Wümme
Fotos: Rainer Fromm

Dieses Buch wurde auf chlorfrei gebleichtem
Papier gedruckt.

ISBN 3-89526-027-4
Printed in Germany

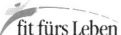

Inhaltsverzeichnis

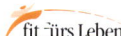

Vorwort

Am Eiweißproblem scheiden sich die Geister auf dem Gebiet der Ernährungslehre. Eine genügende Menge von hochwertigem Eiweiß ist jedoch für eine ausgewogene Ernährung unerläßlich – von einigen wenigen Krankheiten abgesehen. Im Hinblick auf die psychischen und psychohormonalen Auswirkungen übermäßiger tierischer Eiweißzufuhr ist dabei pflanzlichem Eiweiß der Vorzug zu geben. Daß die von Ernährungswissenschaftlern als Minimum angegebenen täglichen Eiweißmengen zu hoch angesetzt werden, haben kompetente Forscher wie z.B. *Professor Wendt* bereits vor längerem festgestellt.

Die Möglichkeit, sich ausreichend mit pflanzlichem Eiweiß zu versorgen, war dabei schon immer gegeben. Es waren allerdings gute Kenntnisse über den Eiweißgehalt von pflanzlichen Nahrungsmitteln erforderlich, denn auch zuviel oder zuwenig pflanzliches Protein ist nicht gesundheitsfördernd.

Mit der Entwicklung von Lopino, dem Konzentrat aus Weißlupinensamen, sind in dem Bereich der pflanzlichen Eiweiß-Ernährung alle Schwierigkeiten eines möglichen Proteinmangels oder -überschusses beseitigt worden. Lopino enthält <u>alle</u> wichtigen Eiweißbaustoffe in ausreichender Menge, dazu noch wertvolle Spurenelemente und natürliche Vitamine, darunter das lebenswichtige Vitamin B_{12}.

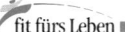
Es ist für mich eine große Freude, diesem Buch ein Geleitwort mit auf den Weg zu geben. Ich wünsche ihm, und das heißt vor allem – Lopino –, eine weite Verbreitung und den entscheidenden Erfolg, der diesem ausgezeichneten Lebensmittel gebührt.

Dr. med. Theodor Binder, Facharzt für innere Krankheiten, Facharzt für Tropenkrankheiten

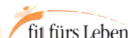
Einleitung

Wer kennt sie nicht, die kerzengerade in prächtigen Farben leuchtend blühenden Lupinen, wie sie sich fast majestätisch, ungeachtet ihres Standortes, entlang der Autobahnen, an Feldwegen und Waldrändern, aber auch zu ganzen sonnengelben Feldern erheben? Auch aus den Ziergärten sind sie nicht wegzudenken.

Weitgehend unbekannt dagegen sind die positiven Eigenschaften der Lupine, die sich für die Landwirtschaft, gegen den Hunger in der Welt, gegen das Abholzen der Regenwälder und nicht zuletzt für eine ausgesprochen gesunde Ernährung einsetzen läßt. Nahrungsmittel aus Lupineneiweiß eignen sich nicht nur als Fleischersatz für Vegetarier, sie werden auch von Allergikern ausgesprochen gut vertragen. Für eine purinarme Ernährung bei Gicht und anderen eiweißbedingten Erkrankungen ist das Eiweiß der Lupine geradezu ein Segen, denn es enthält keine gichterzeugenden Purine. Ein breites Spektrum für eine gesunde Ernährung eröffnet dieses Lebensmittel – nicht nur bei Krankheiten. Die anspruchslose Lupine gedeiht zudem noch ohne Probleme in nördlichen Breiten und wird daher auch als das Soja des Nordens bezeichnet. In ihren Vorzügen übertrifft sie die Sojabohne jedoch bei weitem.

Die Lupine – mehr als eine schöne Blume

Landwirte schätzen die bodenverbessernden Eigenschaften der Lupine. In ihrem Wurzelbereich kann sie in Symbiose mit Knöllchenbakterien den für Pflanzen nicht verwertbaren Stickstoff aus der Luft in pflanzenverfügbare Verbindungen umwandeln und den Boden so mit Stickstoff anreichern.

In der dritten Welt werden trotz ökologisch drohender Katastrophen immer noch riesige Urwälder in Weideflächen

9

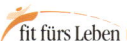
umgewandelt, um die Fleischproduktion für die Industrie-staaten zu sichern. Auch für den Sojaexport werden ausgedehnte Flächen benötigt, z.B. in den USA, dabei könnte die heimische Lupine die Sojaeinfuhr überflüssig machen.

Lupinenprodukte haben einen hohen Eiweißgehalt

Lupinenprodukte haben einen weit höheren Eiweißgehalt als die meisten pflanzlichen und tierischen Nahrungsmittel. Der tofuähnliche Quark, der aus den Lupinen gewonnen wird, hat außerdem alle acht essentiellen Aminosäuren, ist nicht cholesterinhaltig und sehr leicht verdaulich. Im Gegensatz zu anderen Hülsenfrüchten wie Erbsen, Bohnen, Linsen oder Soja verursacht Lopino – das Lupinentofu – keine »Turbulenzen« nach dem Genuß.

Das herausragende Merkmal unter den Lupineninhaltsstoffen ist jedoch neben zahlreichen anderen wichtigen Nährstoffen wie Eisen und Lecithin das blutbildende Vitamin B_{12}. Hierin ist das Lupinentofu konkurrenzlos, da pflanzliches B_{12} außer in Algen- und Gärungsprodukten, wie z.B. Sauerkraut, so gut wie nicht vorkommt. Hierbei handelt es sich allerdings um inaktives Vitamin B_{12}, das vom Körper nicht verwertet werden kann. Das B_{12} der Lupinenpflanze ist aktiv, kann dem Körper also zugänglich gemacht werden. Der Anteil im Lopino und auch in den aus ihm hergestellten Produkten ist sehr hoch ($3,7$–$14,2$ µg/100 g) und löst das Vitamin-B_{12}-Problem strenger Vegetarier und erkrankter Menschen, die Wurst- und Fleischwaren aufgrund der Säurebildung meiden müssen.

Ein ideales Pflanzeneiweiß also – und ganz ohne Nebenwirkungen? Haben wir nicht in der Schule gelernt, daß Lupinen giftig sind? Aufgrund des hohen Anteils der Alkaloi-

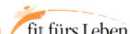

de, der Bitterstoffe, ist das eigentlich richtig. Die gezüchteten weißen und gelben Süßlupinen, die als Ausgangsrohstoff für den Lupinentofu verwendet werden, enthalten jedoch keine Bitterstoffe. Die Möglichkeiten der Nutzung dieses hochwertigen pflanzlichen Eiweißes aus dem Samen der Lupine sind vielfältig. Besonders für eine gesunde Ernährung eröffnen sich völlig neue Perspektiven.

Entwickelt wurde Lopino in der kleinen Tofurei Geestland in Bremerhaven, nachdem dort zunächst mit Soja gearbeitet worden war. Ökologisch bedenklich lange Lieferwege und hohe Preise führten schließlich zu Experimenten mit Lupineneiweiß aus biologischem Anbau. Nach zahlreichen Versuchen gelang die Herstellung eines tofuähnlichen Produktes auf Lupinenbohnenbasis. Heraus kam ein schnittfester, gelblicher Eiweißblock mit leicht nussigem Geschmack, der Lopino-Grundstoff, der die Ausgangsbasis für alle daraus entstandenen Nahrungsmittelkreationen wie z.B. Lopino-Lasagne oder Lopino-Kräuter-Ravioli ist.

Gesünder leben mit

Lupineneiweiß

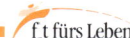
I. Die Süßlupine – Eine Proteinquelle mit Tradition

Von der schönen Blüte zur schmackhaften Bohne

Vor vielen Jahrhunderten war die Lupine in verschiedenen Kulturkreisen aufgrund ihres hohen Eiweißanteils bereits ein wichtiger Nahrungslieferant, obwohl die Nutzbarmachung damals sehr schwierig war, da die Lupine vor dem Verzehr entbittert werden mußte. Archäologen fanden Keramikmalereien mit Lupinenmotiven aus den Jahren 800–1000 n. Chr. und stießen auf Samenfunde in den Gräbern der Nazca-Kultur (100–800 n. Chr.) an der peruanischen Küste.

In vielen Regionen der Anden in Südamerika kannten die Bewohner den Wert der Pflanzenart, die heutzutage bei uns zahlreiche Bauerngärten ziert oder an Feld- und Waldwegen zu finden ist. Im Inkareich zur Zeit der spanischen Besetzung im 16. Jh. war die Lupine ein wichtiges Nahrungsmittel. Neben der Andenlupine wurden auch Kartoffeln, Limabohnen, Papayas und Tomaten für den Nahrungsbedarf angepflanzt. Durch die spanischen Eroberer und die damit verbundenen Änderungen der Nahrungsgewohnheiten wurde die Lupine in den Anden immer mehr von neu eingeführten Kulturpflanzen verdrängt und geriet langsam in Vergessenheit.

Während in den Anden die Sorte mit der lateinischen Bezeichnung *Lupinus mutabilis* (mehrfarbig) eine bedeutende Rolle spielte, wurde in den klassischen Kulturen des Mittelmeerraumes bei den Ägyptern, Griechen und Römern *Lupinus albus* (weiß) als Kulturpflanze zur Eiweißversorgung genutzt. Es wird vermutet, daß die Lupine im europäischen Raum als Nahrungspflanze zuerst in

Die eßbare Süßlupine hat eine lange Tradition

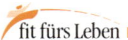
Griechenland kultiviert wurde. Im 4. Jahrhundert vor Christus erwähnte der griechische Arzt *Hippokrates* die Lupine als Nahrungsmittel. *»Die Lupine düngt die Saat«,* berichtet der Römer *Cato* 200 Jahre vor Christus. In Ägypten scheint der Lupinenanbau noch älteren Ursprungs zu sein und seit 2000 v. Chr. zu bestehen. In dieser Region ist die Lupinennutzung bis heute verbreitet.

Römische Schriftsteller wie *Columella* (60 nach Christus) und *Petronius* (62 nach Christus) beschrieben die Lupine als anspruchslose Pflanze und Nahrungsmittel der ärmeren Bevölkerungsschichten. In Italien wurde die Verwendung der Lupine *(Lupinus albus)* bis in unser Jahrhundert beibehalten. Noch vor hundert Jahren war der Verzehr von Lupinen in Süditalien verbreitet. Die Lupinenwurzel wächst bis zu drei Meter tief in den Boden, erschließt sich dort Wasser und Nährstoffe und bahnt allem, was nach ihr wächst, den Weg. Zur Entbitterung wurden die Samen einige Stunden in Säckchen ins Meer gehängt. In Südamerika hat die Lupinenspezies *Lupinus mutabilis* eine Jahrtausende alte Geschichte als Proteinquelle für die Bewohner der Andenregion. Die Nutzbarmachung der Lupine wurde seit ihrer Entdeckung zwischenzeitlich aufgehalten, was unter anderem auf den Alkaloidgehalt und die geringen Hektarerträge zurückzuführen ist.

Bereits Hippokrates kannte die Lupine

Die jahrhundert- bzw. jahrtausendalte Existenz der Lupinenpflanze wird durch alte Dokumente und durch Ausgrabungsbefunde belegt. Grabungen von Midea in der Argolis aus der mykenischen Kultur (13. Jahrhundert vor Christus) förderten einen Samenabdruck der weißen Lupine in einem sonnengebrannten Ziegel zutage. Auf der Insel Zypern wurde in einem Samenmuster von *Halan Sul-*

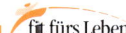
tan Tekke ein mit *Lupinus albus* übereinstimmendes schalenloses Samenkorn von geringerer Größe als heutige Samen gefunden. Es wird vermutet, daß bereits zur Zeit der archaischen Kolonisation ca. 1000 Jahre vor Christus Lupinen auf die Insel Zypern gelangt sind.

Die Lupinenbohne – eine preußische Entdeckung?

Die moderne Entwicklung der Lupine in Europa wird auf das Interesse des Preussenkönigs *Friedrich II.* zurückgeführt. Mitte des 18. Jahrhunderts hatte die weiße Lupine, wie schon in früheren Jahrhunderten, in Italien einen festen Platz in der landwirtschaftlichen Kultur. Der Plantageninspektor *Frantz Catena,* der 1749 von einer Italienreise zurückkehrte, übermittelte seinem Dienstherrn König *Friedrich II. von Preußen* einen Bericht über den italienischen Lupinenanbau. Auf Anordnung des Königs kaufte die kurmärkische Kammer *Catena* einige Samenproben ab. *Friedrich II.* wollte aus dem 5- bis 6jährig kultiviertem Land mit Hilfe der Lupine ein dreijähriges machen. Nach der ersten Euphorie wurden die Versuche jedoch eingestellt, weil die Produktion von Saatgut wegen der späten Reife der weißen Lupine in Deutschland damals nicht möglich war. Größere Anstrengungen zur Nutzbarmachung der Lupinenpflanze wurden in Deutschland erst wieder während und nach dem 1. Weltkrieg aufgrund von Lebensmittelknappheit und Hunger unternommen.

Friedrich II. trieb den Anbau der Lupine voran

Obwohl die Lupine nach dem Tod König *Friedrichs* in Vergessenheit zu geraten schien, spielte sich ihre Entwicklung zur Kulturpflanze in Deutschland ab. Hierbei spielten drei Gutsbesitzer eine entscheidende Rolle: *C. von Wulfen, W. Kette* und *Albert Schultz-Lupitz.* 1810 unternahm *von*

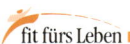
Wulfen eine Reise nach Frankreich, auf der ihm die Lupinenfelder im Städtedreieck Grenoble, Valence und Lyon auffielen. Von den dortigen Bauern holte er sich ausführliche Informationen und hoffte, daß sich in seiner Heimat (Mark Brandenburg) der versuchsweise Anbau dieser Lupinen lohnen würde. Die Bauern setzten die Lupine in Rotation als Vorfrucht zu Getreide ein. Ab 1817 bestellte *von Wulfen* 200–300 Morgen[1] mit der Lupine.

Nach einigen Jahren Erfahrung mit dem Lupinenanbau veröffentlichte *von Wulfen* die Schrift »Über den Anbau der weißen Lupine im nördlichen Deutschland«. Während *von Wulfen* ausschließlich die weiße Lupine erwähnte, veröffentlichte *W. Kette* 1852 ein Buch über die »neue Ära des Ackerbaus« mit dem allgemeinen Titel »Die Lupine als Feldfrucht«. Aufgrund dieses Buches wurde auch die gelbe Lupine bekannt. Der Anbau der Lupine breitete sich über die Grenzen hinaus aus, über die größten Teile Norddeutschlands (Brandenburg, Pommern, Mecklenburg und Westpreußen) sowie über weite Gebiete Polens und Rußlands bis hin zum Schwarzen Meer. Im Norden drang sie bis nach Südskandinavien vor. Zu dieser Zeit schrieb auch *Albert Schultz-Lupitz* seine Schrift »Zwischenfruchtbau auf leichtem Boden«, die bis 1927 in einer vierten unveränderten Auflage erschien.

Viele Gutsbesitzer experimentierten mit der Lupinenpflanze

Der als »Sandbodenpionier« bekannte Gutsbesitzer war nicht gerade mit fruchtbarem Land gesegnet. Es glich eher einer Wüste, die äußerst spärliche Erträge abwarf. Zur Bodenverbesserung experimentierte der Landwirt mit den Stoffen Mergel und Kainit, was jedoch ebenfalls nicht den

[1] *1 preußischer Morgen = 0,25 Hektar*

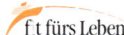
erwünschten Erfolg brachte. Enttäuscht stellte er zunächst vermehrt auf Tierhaltung um, um mehr Stalldung für die Felder zur Verfügung zu haben. Dann bemerkte er in einem sehr regenreichen Jahr das Sprießen zahlreicher buntblühender Lupinen. Der Wert der Lupinen-Gründüngung war ihm wohlbekannt, und er begann von 1855 an bis 1864 feldmäßig mit dem Anbau der prächtigen Leguminose. Zunächst erzielte sein Gut mit dieser Maßnahme Gewinne, bis sich die sogenannte Lupinose unter seinen Schafen ausbreitete und sie tötete. Die Tiere hatten im Spätherbst gern das zarte Grün der Lupinen gefressen. Man vermutete damals, daß die Lupinen einen Giftstoff – die Alkaloide, auch Bitterstoffe genannt[2] – enthielten, der sie als Futterpflanze untauglich machte.

Alkaloidarme Pflanzen wurden entwickelt

Eine australische Forschergruppe entdeckte erst 1977, daß nicht die Lupinen, sondern ein Schimmelpilz im Stroh der Tiere das große Schafsterben in Pommern, bei dem ca. 13.000 Schafe umkamen, ausgelöst hatte. Dennoch gehen die Wissenschaftler auch heute noch davon aus, daß es einen Zusammenhang zwischen dem Sterben und den Blättern der bitteren Lupinen gibt. Beim Anbau der heutigen Lupinenarten, die nur einen minimalen Alkaloidgehalt aufweisen, sind jedoch keine Tiere mehr gefährdet.

Nach neuen Züchtungsversuchen Anfang des 20. Jahrhunderts, die von dem Botaniker *Reinhold von Sengbusch* unternommen wurden, gelang es, bitterstofffreie Süßlupinen zu gewinnen (der Alkaloidgehalt liegt unter 0,002%). Die Lupinenpflanze gewann zur Deckung des Protein- und Ölbedarfs wieder an Bedeutung. In den Jahren 1927 bis

[2] *Alkaloide sind giftige stickstoffhaltige Verbindungen basischen Charakters aus pflanzlicher Herkunft und für bitteren Geschmack verantwortlich.*

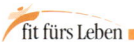
1930 konnten durch *von Sengbusch* die ersten alkaloidarmen Pflanzen von *Lupinus luteus* (gelb), *Lupinus angustifolius* (blau), *Lupinus albus* (weiß) und *Lupinus peremis* ausgelesen werden.

Lupinus – Die Bohne des Wolfes

Der Name »Lupine« stammt wahrscheinlich aus dem Lateinischen und bedeutet Wolfsbohne (Lupus = Wolf) oder Feigbohne. Für die Wortbedeutung des aus der römischen Antike überlieferten Gattungsnamens »*Lupinus*« gibt es verschiedene Übersetzungen. Eine Version hat der französische Arzt und Botaniker *Dalechamps* 1587 wie folgt formuliert: »*... gerade so, wie der Wolf auf die Erde gierig ist und im Hunger ihre Erde ißt, so liebt die Lupine die Erde so sehr, daß sie, wenn sie auch auf Land voller Gestrüpp und Blätter geworfen wird, dennoch mit ihren Wurzeln zur Erde durchdringt.*«

Die Lupine ist eine Hülsenfrucht und gehört zu den Ginsterarten

Einer anderen Version zufolge leitet sich »*Lupinus*« von einem mit dem griechischen lop-, lep-identischen Stamm her, beziehungsweise ist auf die griechischen Wörter *lopos* = Hülle, *lopizein* = schälen und/oder auf *lopimos* = leicht abschälbar, zurückzuführen. Demnach hat sich »Lupinus« durch Umlaut aus »Lopimos« entwickelt. Frei übersetzt würde »Lupinus« infolgedessen »das Korn mit der harten Schale« bedeuten.

Die Lupine gehört systematisch zur Familie der *Papilionaceae*, einer Leguminose, also einer Hülsenfrucht, zählt aber zu dem Stamm der Ginsterarten. Auf der ganzen Welt wachsen mittlerweile über 200 verschiedene Lupinenarten. Die Lupinenpflanze ist ein Gewächs, das bei tempe-

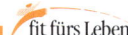
riertem Klima befähigt ist, ein wertvolles Pflanzenprotein zu produzieren. Die anspruchslose Lupinenpflanze kann Frost, Trockenheit sowie nährstoffarme Böden tolerieren. Sie ist eine krautige Pflanze, die im europäischen Raum eine Höhe von einem Meter erreichen kann, im Andengebiet sogar 1–1,50 m. Die Stengel wachsen hoch, die Blätter sind gefiedert, im Blütenstand hat sie eine große Traube. Die Lupine ist eine einjährige oder ausdauernde Pflanzenart mit meistens handförmig geteilten Blättern und einer mehr oder weniger behaarten, lederartigen Frucht in Form einer Hülse.

Die Lupinenpflanze ist anspruchslos und gedeiht auch auf kargen Böden

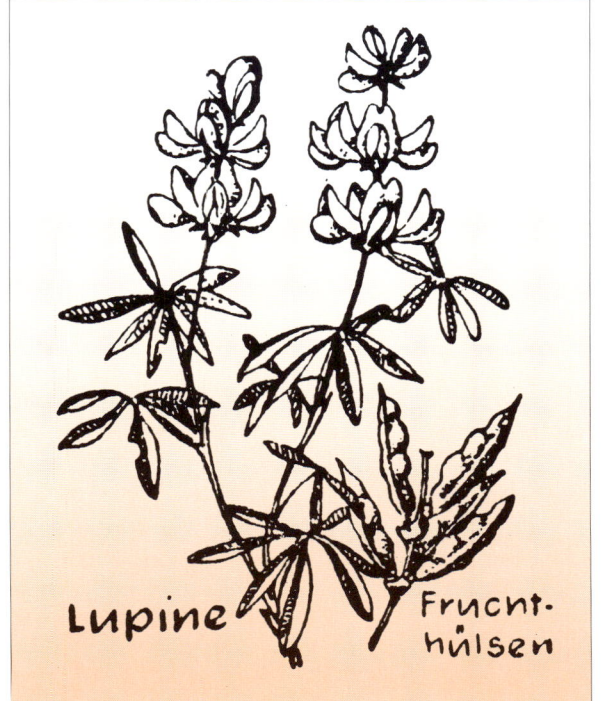

Lupine Frucht-hülsen

19

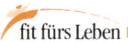
Fruchtform:	Hülse, 5–10 cm lang, ca. 2 cm breit
Samen:	die Hülse enthält 3–7 rundliche bis nierenförmige, abgeflachte, meist gefleckte oder marmorierte Samen mit schwer quellbarer Schale
Wurzel:	Pfahlwurzel mit Knöllchenbakterien (Stickstoffsammlung)
Arten:	*Lupinus angustifolius* (blau), *Lupinus luteus* (gelb), *Lupinus albus* (weiß), *Lupinus tricolor* (dreifarbig), *Lupinus mutabilis* (mehrfarbig)

Die wichtigsten Lupinenarten

Drei Lupinenarten werden hauptsächlich angebaut

Die Lupinenarten können nach den beiden botanisch bezeichneten Gen-Zentren eingeteilt werden. Für das Gen-Zentrum in der Alten Welt, das sich um das Mittelalter erstreckt, sind 12 Arten in 5 Gruppen beschrieben worden. Von diesen Lupinenarten befinden sich drei mit nennenswerten Flächen im landwirtschaftlichen Anbau, denen weltweit derzeit die größte Bedeutung zukommt.

Lupinus angustifolius (blau)
Lupinus albus (weiß)
Lupinus luteus (gelb)

Diese im Mittelmeergebiet beheimateten Arten sind in verschiedenen Ländern kultiviert worden und wären mit relativ geringem züchterischen Aufwand auch an mitteleuropäische Klimate anzupassen. Anders verhält es sich mit der aus dem Andenhochland Südamerikas stammenden Art *Lupinus mutabilis sweet*. Sie wird in kleinerem Um-

20

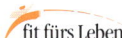
fang in ihrem Ursprungsland angebaut und seit etwa 2000 Jahren von Menschen kultiviert. Sie weist viele negative Eigenschaften auf, vor allem einen hohen Gehalt an Bitterstoffen (Alkaloide).

Das zweite Verbreitungsgebiet liegt in der Neuen Welt (Mittel-, Nord- und Südamerika) auf der westlichen Seite dieses Kontinents, was die Vermutung nahelegt, daß beide Gen-Zentren vor der Kontinentalverschiebung miteinander verbunden waren.

Sie kommt im gesamten Mittelmeergebiet vor und ist hauptsächlich an der Küste verbreitet. Ihre Inlandsausbreitung erstreckt sich bis in 1.500 Meter Höhe. Besonders als Wildkraut an Straßenrändern und kultivierten Flächen auftretend, ist ihr Vorkommen auf gut bewässerte, nicht kalkhaltige Böden beschränkt. Man findet sie im geringeren Ausmaß auch in der Kapprovinz Südafrikas und in Westaustralien, wo sie wie in Nordeuropa kultiviert wird, sowie in Neuseeland und im Südosten der USA.

Lupinus angustifolius –
die schmalblättrige
blaue Lupine

Kultiviert, gelegentlich auch wild oder verwildert wachsend, tritt sie überall im Mittelmeergebiet auf, am oberen Nil, auf Madeira und auf den Kanarischen Inseln. Sie bevorzugt mildsaure oder neutrale Böden von leichter bis mittlerer Textur. Gelegentlich wird sie auch in Mittel- und Südosteuropa, Georgien, Südafrika, Australien, Südamerika sowie im Südosten der USA kultiviert.

Lupinus albus –
die weiße Lupine

21

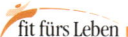
Lupinus luteus –
die gelbe Lupine

Die gelbe Lupine findet sich hauptsächlich im westlichen Küstengebiet der liberianischen Halbinsel Afrikas. Man weiß nicht genau, ob sie dort heimisch ist oder vielleicht eingeführt worden ist und sich angepaßt hat. In zerstreuten Teilen im Inland des westlichen Liberia, an der Küste Marokkos, in Algerien, im westlichen Tunesien, auf Korsika und Sardinien, in Sizilien, Süditalien, im Libanon und in Israel wächst die gelbe Lupine ebenfalls. Ihr Wachstum beschränkt sich auf neutrale bis saure Böden.

Lupinus mutabilis –
die mehrfarbige Lupine

Diese Lupinensorte stammt im wesentlichen aus dem Gebiet des alten Inkareiches, welches die heutigen Staaten Peru, Bolivien und Ecuador umfaßt. Das Ursprungsgebiet liegt zwischen dem 1. Grad nördlicher und dem 22. Grad südlicher Breite und zwar in Höhenlagen von 3.000 bis 3.600 Metern in Bolivien und Südperu und von 2.700 bis 3.300 Metern in Nordperu und Ecuador.

Dort ist diese Lupinenart bei den Indios unter dem Namen *chocho* (im Gebiet von Ecuador bis Zentralperu) und *tarhui* (in den Regionen von Zentralperu bis nach Bolivien) bekannt. Da vieles darauf hindeutet, daß es sich um eine sehr alte Kulturpflanze handelt, hat sie damit in der Neuen Welt eine ähnliche Vergangenheit wie *Lupinus albus* in der Alten Welt. Infolge des Fehlens schriftlicher Überlieferungen, ist man bei *Lupinus mutabilis* auf archäologische Funde angewiesen.

Der Anbau von *Lupinus mutabilis* erfolgte ursprünglich in kleinen Parzellen von höchstens 0,5 Hektar Größe in einer Fruchtfolge mit Mais oder Kartoffeln zur Nutzung des hinterlassenen Stickstoffs. Bis heute ist der Mischanbau

22

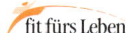
mit Mais oder Quinoa üblich, entweder reihenweise abwechselnd oder um die andere Kultur herumgesät.

Die düngende Wirkung der Lupine wurde bereits von den Bewohnern der Andenregion erkannt und genutzt. An terrassierten Berghängen pflanzten sie auf den oberen Stufen Lupinen an, um den löslichen Stickstoff auf die darunter liegenden Stufen gelangen zu lassen.

Die Inkas nutzten ihre Kenntnisse über weitere Eigenschaften der Lupine. Sie hatten die Vor- und Nachteile der in der Pflanze enthaltenen Alkaloide erkannt. Der hohe Bitterstoffgehalt der mehrfarbigen Lupine ist für die Nahrungsverwertung zwar ungünstig, dadurch werden jedoch Insekten und Säugetiere vom Verzehr abgeschreckt. Um die Bohnen von den Bitterstoffen zu befreien, wurden zuerst die noch ungenießbaren Samen (zur Gerinnung der Eiweiße) gekocht und anschließend, in kleinen Säcken verpackt, für drei bis vier Tage in fließendes Wasser gehängt. Danach wurden die Körner entweder direkt verzehrt oder getrocknet.

Die Inkas konnten bereits die Bitterstoffe von den Lupinensamen trennen

Die Verwendung der grünen Hülsen (canchi) und der Blätter (chanchiyuyu) war ebenfalls bei den Inkas üblich. Die Lupine leistete einen Beitrag zur Proteinversorgung der Indios, daneben war ihr Verzehr aber auch mit religiösen Ritualen verbunden. Die Pflanzenteile der Lupine wurden schon sehr früh als Heilmittel eingesetzt. Die Samen und der bei der Entbitterung entstehende Kochsud fanden gegen Herz- und Hautleiden, Geschwüre, gegen Rheumatismus, als Wurmmittel, aber auch als Betäubungsmittel beim Fischen und als Insektizid Verwendung. Heute die-

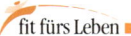

nen die Bitterstoffe zur Bekämpfung von Parasiten an Wolltieren.

Sojabohne des Nordens

Da die Lupinenpflanze anspruchslos ist, kann sie in Regionen angebaut werden, die wegen ihres kühleren Klimas und längerer Winter für den Sojabohnenanbau ungeeignet sind. Dazu zählen neben den Ursprungsländern Südamerikas auch Westeuropa und bestimmte Regionen Australiens. Diese Länder könnten sich mit dem Anbau von Lupinen zur Gewinnung von Pflanzenproteinen für die menschliche Ernährung von den Exportländern der Sojabohne wie die USA und Brasilien unabhängig machen.

Lupinen können wie Sojabohnen flächig angebaut werden

Der agrarökonomische Vorteil des Lupinenanbaus liegt wie beim Sojabohnenanbau in der Fähigkeit der Knöllchenbakterien, den Stickstoff aus der Luft zu binden. So können die Lupinenbohnen auf einer Fläche von 1 ha während einer Vegetationsperiode über 200 kg Stickstoff aufnehmen und umwandeln. Diese Art der Gründüngung ist von unschätzbarem Wert für die Landwirtschaft. Da die Bodenansprüche dieser Hülsenfrucht sehr gering sind, haben die Hochlandindios oftmals in der Fruchtfolge Lupine–Kartoffel–Gerste angebaut. Aufgrund ihrer Eigenschaften als Stickstoffsammler und Phosphaterschließer kann so der Anbau in 2.000 bis 4.000 m Höhe ohne Düngung erfolgen, da die nachfolgenden Kulturpflanzen das hinterlassene Nährstoffpotential nutzen können.

Die Lupinen tragen als Stickstoffsammler durch ihr kräftiges, weitverzweigtes Wurzelsystem zur Strukturverbesserung des Bodens bei. Die Knöllchenentwicklung setzt in

24

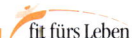

der Regel wenige Wochen nach dem Keimlingswachstum an der Hauptwurzel ein und dauert bis zur Reifezeit der Hülsen an. Zur Zeit des Blühbeginns wird ein Höhepunkt der Stickstoffbindung erreicht. Die Knöllchenbakterien dringen über die Wurzelhaare ein, die Wände der befallenen Zellen werden enzymatisch abgebaut, und die Pflanze reagiert mit vermehrter Neubildung von Zellen. Dadurch kommt es im weiteren Verlauf zu einer deutlich sichtbaren Verdickung der Wurzeln, den sogenannten Knöllchen. Als Folge der zunehmenden Vermehrung der Bakterien werden in den Knöllchen immer mehr Zellen infiziert. Schließlich bilden sich die Bakterien zu Bakteroiden um und sind dann nicht mehr teilungsfähig. Diese Wurzelstöcke binden den Stickstoff. Während dieser Phase stellt die Pflanze den Bakteroiden Kohlenhydrate zur Verfügung, die dafür organische Stickstoffverbindungen an die Pflanze liefern.

Die Bakterien der Lupinenpflanze können viel Stickstoff binden

Pro Jahr und Hektar können zwischen 50–400 kg Luftstickstoff gebunden werden. Ein Drittel wird von der Pflanze selbst verbraucht, weil molekularer Luftstickstoff für Pflanzen nicht verfügbar ist, so daß für die Fruchtfolge eine große Menge Stickstoff im Boden verbleibt. Nach dem Absterben der Pflanze und dem Zerfall der Knöllchen bleiben genügend Bakterien zurück, um später erneut aktiv zu werden.

Die von den Wurzeln ausgeschiedenen Stoffwechselprodukte ermöglichen außerdem den Aufschluß von schwerlöslichen Mineralstoffen, insbesondere von Phosphor. So ist von der weißen Lupine bekannt, daß sie in besonderer Weise schwerlösliche Eisen- und Aluminiumphosphate mobilisieren kann. Phosphatmangel führt zu vermehrter

25

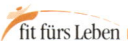
Ausbildung von sogenannten Proteoid-Wurzeln, einer Anhäufung von kurzen Seitenwurzeln. Sie scheiden verstärkt Zitronensäure aus, die durch Ansäuerung der wurzelnahen Zone, der Rhizosphäre, und Chelatisierung von Eisen und Aluminium das Phosphation in Lösung bringt und dessen Aufnahme ermöglicht. Das für die Stickstoffbindung der Lupine verantwortliche Bakterium (Bradyrhizobium lupini) ist nicht in jedem Fall in ausreichender Menge im Boden vorhanden. Vor allem auf Standorten, die schon länger (5–10 Jahre) keine Lupinen getragen haben, ist die Impfung des Saatgutes notwendig. Eine andere Möglichkeit, die Versorgung der Lupinen mit Knöllchenbakterien sicherzustellen, ist der Anbau von Serradella als Vorfrucht, da diese Wirtspflanze einen ähnlichen Wurzelstock hat.

Gründüngung führt dem Boden organische Substanzen zu

Bei dem Einsatz der Lupine als Gründünger werden im Zwischenfruchtanbau die oberirdischen Teile entweder grün oder abgewelkt in den Boden eingearbeitet. Daraus resultiert eine Stickstoffanreicherung des Bodens. Somit werden dem Boden organische Substanzen zur Humusbildung zugeführt, seine biologische Aktivität gefördert und sein Gefügestand günstig beeinflußt. Die erreichte qualitative Verbesserung führt letztendlich zur Erhöhung der Bodenfruchtbarkeit auf ausgelaugten bzw. nährstoffarmen Standorten.

Lupinen als Futtermittel

Die Verwendung der Lupine zur Viehfütterung ist, bedingt durch die toxisch wirkenden sekundären Inhaltsstoffe (Alkaloide), auf die Süßlupine begrenzt. Soweit die Samenkörner anderer Arten in der Viehfütterung eingesetzt

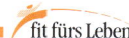
wurden, hat man sie früher durch längeres Auslaugen der Körner in warmem oder fließendem kaltem Wasser oder in Salzlösungen genießbar gemacht. Der dabei eintretende Nährstoffverlust von bis zu 25% fiel nicht ins Gewicht, da die Qualität der restlichen Nährstoffe ausreichte.

Die Lupine kann bei allen Wiederkäuern als alleinige Eiweißkomponente zur Fütterung eingesetzt werden. Nach neueren Untersuchungen wirkt sich die Fütterung von Lupinen an Milchkühe positiv auf die Streichfähigkeit der Butter aus. Darüber hinaus kann die Lupine in Form von Lupinenextraktionsschrot und/oder Lupinenprotein auch an Geflügel, Schweine, Kaninchen und Forellen verfüttert werden.

Die süßen Lupinen werden von Tieren gern gefressen

Die Verfütterung von bitteren Lupinensamen verursachte bei Wiederkäuern Krankheiten (Lupinose). Die Lupinose trat hauptsächlich bei Schafen auf, die auf abgeernteten Lupinenfeldern weideten und dort giftige Samen und Pflanzenteile aufnahmen. Beobachtet wurde die Lupinose nach der Aufnahme von *Lupinus luteus* und *Lupinus angustifolius* sowie bei einigen Wildarten. Die Ursache der Krankheit ist nicht ganz geklärt. Man vermutet eine Verbindung der Bitterstoffe mit einem Pilzbefall der Lupine, durch den ein Toxin gebildet wird.

Die von vielen Arten (Wiederkäuer, Schweine, Pferde, Hühner etc.) gern gefressenen Süßlupinen gaben dem sich auf Lupinen stützenden Feldfutteranbau Aufschwung. Heute wird zu Futterzwecken die alkaloidfreie Zuchtsorte verwendet, die Anfang der 30er Jahre dieses Jahrhunderts als Grünfutter-Süßlupine in den Handel gelangte.

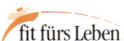
Störfaktor Alkaloide

Vielen ernährungsphysiologisch günstigen Eigenschaften der Lupine steht der hohe Gehalt an Bitterstoffen (Alkaloide) in der Pflanze und im Samen gegenüber. Die meisten Wildarten sind alkaloid, und bis zur Entwicklung der genetisch alkaloidarmen oder -freien Sorten in diesem Jahrhundert konnte die Lupine für die menschliche Ernährung nicht verwendet werden. Fast 60 verschiedene Alkaloide sind bis heute in über 180 verschiedenen Gemüsearten isoliert worden, davon 37 Stoffe in Lupinenarten. Die Bitterstoffe sind zwar in erster Linie giftige Substanzen, dennoch handelt es sich nicht um reine Abfallstoffe, da sie zum Überleben und für die Vitalität der Pflanzen eine wichtige Funktion als Abwehrmechanismus gegen Schädlinge ausüben.

Die Alkaloide wehren Schädlinge ab

Das Auslaugen der Samen der Wildlupinen war früher eine gebräuchliche Methode zum Abbau der Bitterstoffe. Nur die Süßlupine ist mit einem Alkaloidgehalt von nur 0,01–0,03% ernährungsphysiologisch und pharmakologisch unbedenklich. In dieser Konzentration ist weder eine geschmackliche noch eine gesundheitliche Beeinträchtigung beim Genuß von Lupinen zu befürchten. Die Alkaloidgehalte liegen in neuen Züchtungen sogar bei weniger als 0,005% im Korn. Die Lupine nimmt wegen ihrer vielseitigen Verwendbarkeit eine bemerkenswerte Stellung unter den Hülsenfrüchten ein, die in ihren physiologischen Eigenschaften, ihrer Fähigkeit der Stickstoffbindung und ihrem hohen Eiweißgehalt begründet ist.

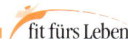
2. Lopino – Das Eiweiß des Kolumbus

Lupine statt Soja

Die Sojabohne wurde in einigen Regionen Asiens schon vor Tausenden von Jahren kultiviert und leistete einen wichtigen Beitrag zur Ernährung der Bevölkerung. Vor 200 Jahren wurden Sojabohnen erstmals von Asien in die USA importiert. Der erste Anbau erfolgte dort allerdings erst 1922.

In Europa, insbesondere in England, begann man 1908 mit der Einfuhr von Sojabohnen zum Ersatz für die Baumwollsaat. Die Bohnen wurden vorwiegend zur Produktion von Öl für die Seifenindustrie verwendet; der Ölkuchen war ein bewährtes Futtermittel.

Der Einsatz von Sojabohnenmehl für die menschliche Ernährung wurde stark eingeschränkt durch den sehr bohnigen Geschmack der Sojabohne. Dieses bohnige Aroma ist eine direkte Folge der Oxidation der Linolsäure durch das Enzym Lipoxygenase, das sich in rohen Sojabohnen befindet. In zahlreichen Studien, die vor allem in den USA durchgeführt wurden, wurde untersucht, wie das Enzym am besten zerstört werden kann. Ein – unbeabsichtigtes – Ergebnis dieser Untersuchungen waren zahlreiche Nebenprodukte der Sojabohne, die auf den Markt gebracht wurden und Soja zur führenden Hülsenfrucht und Ölsaat machten. Ihr bohniges Aroma geriet in Vergessenheit – nicht zuletzt aufgrund des hohen Qualitätsstandards des Sojamehls. Die große Bedeutung, die die Sojabohne heute als Handelsware besitzt, erlangte sie aufgrund ihres Nahrungsproteins. Die wissenschaftlichen Untersuchungen ergaben die richtige Bewertung des Sojaproteins und ver-

Soja: Von der Futterpflanze zum Nahrungsmittel

29

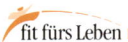
halfen der Sojabohne zum Aufstieg von der Öl- und Tierfutterpflanze zum Nahrungsmittel.

Soja besitzt im Gegensatz zur Lupinenbohne ein allergenes Potential

Die Lupinenbohne ist der Sojabohne in ihrer Zusammensetzung und der Verwendung recht ähnlich. Dennoch gibt es viele Unterschiede, die zugunsten der Lupine ausfallen. Sojaprodukte sind nicht allein aufgrund ihrer zunehmend Allergien auslösenden Faktoren in Verruf gekommen. Auch die gentechnischen Veränderungen, die in wachsendem Ausmaß vorgenommen werden, veranlassen immer mehr Menschen, auf Sojaprodukte als pflanzliche Eiweißquelle zu verzichten. Mit den Rohstoffen der Lupinen ist eine ausgesprochen gute Alternative gefunden worden. Lupinenbohnen können Sojabohnen in fast allen Anwendungsbereichen ersetzen.

Flatulenz (Blähungen)

Trotz ihres guten Geschmacks und Nährwertes hat der Verbrauch von Hülsenfrüchten in den letzten Jahrzehnten stark nachgelassen. Der Grund: Hülsenfrüchte lösen Blähungen aus. Dafür verantwortlich sind fehlende Enzyme im menschlichen Stoffwechsel, die zum Abbau bestimmter Kohlenhydrate (z.B. Stachyose) notwendig wären. Der Anteil der Substanzen, die Blähungen auslösen, liegt bei der Sojabohne wesentlich höher als bei der Lupinenbohne. Der Lupinentofu Lopino verursacht keinerlei Verdauungsbeschwerden.

Enzymhemmende Substanzen

Sojabohnen enthalten enzymhemmende Faktoren (Protease-Inhibitoren). Sie hemmen die Aktivität dieser Enzy-

30

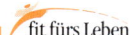
me, indem sie eine Bindung mit ihnen eingehen und dadurch die Anhaftung der eigentlichen Abbauprodukte verhindern. Sojabohnen enthalten mindestens fünf enzymhemmende Faktoren. Sie neutralisieren beispielsweise die eiweißverdauende Wirkung der Enzyme der Bauchspeicheldrüse, worauf der Organismus mit einem verstärkten Aufbau dieser Enyme reagiert. Als Folge davon kommt es zu einem Mangel bestimmter Aminosäuren, vor allem des Methionins, und dadurch zu einem verringerten Wachstum.

Die Lupinenbohne weist einen weitaus geringeren Anteil an ernährungsphysiologisch negativen Substanzen auf als die Sojabohne. Die Lupinensamen und das -mehl müssen nicht hitzebehandelt werden, um ihre Verträglichkeit zu verbessern.

Vitamin B_{12}

Im Vergleich des Nährwert- und Vitamingehalts der beiden Lebensmittel wird deutlich, daß Lopino dem Tofu in vielerlei Hinsicht überlegen ist. Lopino enthält Mineralstoffe wie Natrium, Kalium, Kalzium und Magnesium, die in Tofu nur in geringen Spuren vorhanden sind. Sein Eisenanteil ist hoch, besonders wenn man bedenkt, daß es sich um einen hohen Anteil zweiwertigen Eisens handelt. Als entscheidender Unterschied und gesundheitliches Plus für das Lopino ist der Vitamin-B_{12}-Gehalt hervorzuheben, dessen aktive Form einzigartig unter den pflanzlichen Eiweißen ist. Vitamin B_{12} kommt in der Natur praktisch nicht vor. Es kann nur von Mikroorganismen gebildet werden. Die Knöllchenbakterien der Lupinenwurzelstöcke sind solche Organismen.

Die Lupinenpflanze kann Vitamin B_{12} speichern

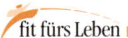
Außer der Lupine ist keine Pflanze bekannt, die in einem so außerordentlichen Ausmaß Vitamin B_{12} synthetisiert und speichert und die zu Lebensmitteln verarbeitet werden kann, in denen der wertvolle Vitamin-B_{12}-Anteil erhalten bleibt. Gespeichert wird das Vitamin ansonsten nur im tierischen und im menschlichen Organismus. Das ist der Grund, weshalb Tierprodukte reich an Vitamin B_{12} sind. Der viel zu hohe Verzehr von tierischem Eiweiß birgt jedoch zahlreiche gesundheitliche Risiken in sich. Im Kapitel »Der Einfluß von tierischem Eiweiß auf Krankheiten« wird darauf noch ausführlich eingegangen.

Purine

Lupineneiweiß enthält keine Purine

Hinzu kommt, daß Süßlupineneiweiß ein an Harnsäurepurinen freies Grundnahrungsmittel ist, im Gegensatz dazu ist der Gehalt an Purinen in Sojabohnen verhältnismäßig hoch (380 mg Harnsäure-Äquivalente/100 g Ware). Diese wichtigen und herausragenden Eigenschaften machen das Lupineneiweiß, genannt Lopino, zu einer echten Alternative zu tierischen Lebensmitteln wie Wurst, Fleisch, Käse und Milch. Nicht nur Vegetarier und Menschen mit Tiereiweißunverträglichkeiten werden Lopino begrüßen, sondern alle diejenigen, die bewußt etwas für ihre Gesundheit tun möchten.

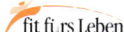

Nährwert- und Vitaminvergleich von Lopino und Tofu (pro 100 g)

	Lopino	Tofu		Lopino	Tofu
kcal	115	76	Phosphor mg	+	34
kj	418	318	Magnesium mg	36,7	+
Eiweiß g	18	7	Eisen mg	5,4	1,8
Fett g	3,3	4	Fluor mg	+	+
MuF g	+	+	A µg	+	+
Kohlenhydrate g	3,2	3	E mg	+	+
Ballaststoffe g	+	+	B_1 mg	0,05	0,05
Wasser g	-	85	B_2 mg	0,4	0.04
Cholesterin mg	0	+	Niacin mg	+	0 5
Natrium mg	10,6	+	B_6 mg	+	+
Kalium mg	40	+	B_{12} µg	3,7	+
Kalzium mg	59,2	+	C mg	0	0

Anbauweise

Die Rohstoffe der Lopino-Produktion stammen aus kontrolliert-biologischem Anbau, während Soja auch konventionell angebaut und sein Samen gentechnischen Veränderungen unterworfen wird. Insgesamt schneiden die Lupinenbohne und das gewonnene Lopino sowohl in ernährungswissenschaftlicher Hinsicht als auch in ökologischer und wirtschaftlicher Hinsicht bei Mensch, Tier und Boden in bezug auf Gesundheit und intaktes Ökosystem hervorragend ab.

Zusammensetzung der Sojabohne

Die ungeschälten Sojabohnen enthalten etwa 38% Protein, 18% Öl und 24% Kohlenhydrate an verdaulichen Inhaltsstoffen. Die Kohlenhydrate bestehen nur zu einem ge-

33

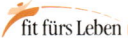
ringen Teil aus Stärke. Etwa zur Hälfte sind es Oligosaccharide, vor allem Zuckerverbindungen wie Saccharose, Raffinose und Stachyose, zur anderen Hälfte handelt es sich um unverwertbare Polysaccharide (Mehrfachzucker), wie z.B. Pektin und Cellulose. Bei den Oligosacchariden Raffinose und Stachyose handelt es sich um Substanzen, die Blähungen auslösen, da im menschlichen Stoffwechsel die Enzyme zum Abbau fehlen.

Durch Züchtung ist es gelungen, mehr oder weniger eiweißreiche (40–45%) oder fettreiche (18–20%) Sorten zu entwickeln. Bei Steigerung des Proteingehaltes um 1 Gewichtsprozent ist im allgemeinen mit einem Rückgang des Lipidgehaltes um 0,5% zu rechnen. Zu den Hauptfettkomponenten der Sojabohne gehören zu 55% Linolsäure, zu 26% Ölsäure und zu 6% Linolensäure, wobei insbesondere der hohe Gehalt der essentiellen Linolsäure ernährungsphysiologisch besonders positiv zu bewerten ist. Das Vorkommen von Linolensäure ist zwar ernährungsphysiologisch auch vorteilhaft, es besitzt jedoch Nachteile in bezug auf die Haltbarkeit und den Geschmack des Öls, da Linolensäure leicht oxidiert.

Der Ballaststoffgehalt von Sojabohnen ist gering

Der Ballaststoffgehalt der Sojabohne ist mit insgesamt 7,5 g/100 g Trockensubstanz (TS) wesentlich niedriger als z.B. der der Erbse (14 g/100 g TS) und besitzt keine hohe ernährungsphysiologische Bedeutung. Neben den verschiedenen Getreidesorten (Hafer, Reis, Gerste) können die löslichen Ballaststoffe der Hülsenfrüchte den Blut-Cholesteringehalt senken. Der Mineralstoffgehalt ist mit 5,5 g/100 g TS in Sojabohnen sehr hoch. Wie das Getreide besitzt die Sojabohne einen hohen Kalium- und Phosphoranteil.

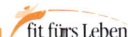
Unverarbeitete Sojabohnen sind schwer verdaulich und durch Bitterstoffe geschmacklich beeinflußt. Das ist unter anderem auf den Gehalt an Saponinen zurückzuführen, die eine blut- und sekretauflösende Wirkung haben. Saponine sind in pflanzlichen Lebensmitteln weit verbreitet, speziell die Hülsenfrüchte sind reich an diesen Pflanzenstoffen (39 mg/kg Sojabohnen-Produkt). Mit der Nahrung aufgenommene Saponine werden nur in geringem Umfang resorbiert, deshalb bleibt ihre Hauptwirkung auf den Magen-Darm-Trakt beschränkt.

Unverarbeitete Sojabohnen sind schwer verdaulich

Sojabohnen enthalten Hämaglutinine, das sind Glykoproteine, die sich an rote Blutkörperchen heften und diese ausfällen. Die im Tierversuch beobachtete Giftigkeit bewirkt aber offensichtlich nicht allein diese Fällungswirkung, sondern auch eine Herabsetzung der Nährstoffaufnahme der Darmwandung, verbunden mit entzündlichen Prozessen, oder sogar eine Hemmung des Eiweißaufbaus.

Des weiteren ist in Sojabohnen Phytinsäure enthalten. Die Eigenschaft der Phytinsäure, zweiwertiges Eisen oder Zink zu binden, ist hauptsächlich verantwortlich für ihre der Nährstoffaufnahme entgegengesetzte Wirkung. Phytinsäure kann auch in Wechselwirkung mit Stärke oder Proteinen treten und dadurch deren Bioverfügbarkeit verringern. Generell kann jedoch davon ausgegangen werden, daß Phytinsäure als Bestandteil einer gemischten Kost, wie sie in den westlichen Industrieländern üblich ist, den Eisen- und Zinkhaushalt nicht beeinträchtigt. Durch Erhitzen und andere Verarbeitungsverfahren können diese unerwünschten Wirkungen vermieden werden.

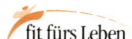
Zusammensetzung der Lupinenbohne

Lupinen sind sehr eiweißreiche Hülsenfrüchte. Mit hohen, extrahierbaren Eiweißgehalten von bis zu über 40% (31% *Lupinus angustifolius*, 44% *Lupinus mutabilis*), Rohfaseranteilen von 15 bis 20% und Ölgehalten zwischen 10% *(Lupinus albus)* und 20% *(Lupinus mutabilis)* ähneln sie zumindest in ihrer Zusammensetzung der Sojabohne. Die Lupinenfettkomponente wird von den beiden Hauptbestandteilen Ölsäure, die mehr als 60% ausmacht, und Linolsäure mit einem Anteil von über 17% bestimmt.

Lupinen besitzen einen sehr geringen Stärkegehalt (2,3%), im Gegensatz zu anderen Hülsenfrüchten, deren Stärkeanteil bis zu 50% ausmacht. Der Polysaccharidgehalt des Lupinenkeimlings besteht hauptsächlich aus Galastan und die Schale hauptsächlich aus Cellulose. Die Lupinenschale macht 25% des Samenkorns aus. Der Gehalt an Oligosacchariden liegt bei dieser Blähungen auslösenden Substanz in *Lupinus albus* etwa ein Drittel unter dem der Sojabohne. Bei der Aufspaltung der Oligosaccharide durch die Darmbakterien sind Stachyose und Verbascose maßgeblich für die auftretende Gasproduktion verantwortlich, die

Korninhaltsstoffe von Lupinen und anderen Hülsenfrüchten

Art	Rohprotein	Rohfett	Rohfaser	Rohasche
	(% der Korn-Trockenmasse)			
Lupinus albus	39,5	9,6	10,0	4,5
Lupinus angustifolius	35,6	5,6	16,9	4,0
Lupinus luteus	45,1	4,9	16,6	4,7
Sojabohne	38,9	21,6	6,2	5,5
Ackerbohne	30,0	1,6	9,1	4,0
Körnererbse	26,0	1,5	6,7	3,7

36

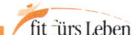
zu Blähungen führt. Lupineneiweiß-Produkte führen also nicht zu vermehrter Gasbildung.

Der Eiweißgehalt der Lupinenpflanze stimmt abgesehen von genetischen und regionalen Unterschieden mit dem der Sojabohne überein. Das Lupineneiweiß weist zwar einen Mangel an den schwefelhaltigen Aminosäuren Methionin und Tryptophan auf. Die Lupinenbohne besitzt jedoch insgesamt einen geringeren Gehalt an die Nährstoffaufnahme hemmenden Faktoren als die Sojabohne. Die Lupinensamen oder das Mehl müssen nicht hitzebehandelt werden, weil kaum enzymhemmende Stoffe vorhanden sind. Die im wesentlichen hemmenden Substanzen der Lupinensamen sind die Alkaloide. Durch den bitteren Geschmack sowie die giftige Wirkung war – wie oben bereits erwähnt – der Einsatz der Lupine als Futtermittel oder Nahrungsmittel beschränkt. Seit die Süßlupine gezüchtet werden konnte, gibt es hinsichtlich ihrer Verwendung als Gründüngung, als Tierfutter sowie für die menschliche Ernährung keine Einschränkung mehr.

Soja- und Lupinenerzeugnisse in Brot und Gebäck

Soja-Zusätze in Backwaren

Sojamehle werden seit den 30er Jahren zur Herstellung von Backwaren verwendet. Bereits 1934 wurde in den USA die Beimischung von Sojamehl als krumenaufhellende Komponente in Weißbrotteigen patentiert. Vor dem 2. Weltkrieg machten sowohl die USA als auch Großbritannien Gebrauch von dieser Möglichkeit. Dort wurden Sojamehle direkt oder in Form von Backmitteln im Back-

Sojamehl verbessert die Krume des Brotes

37

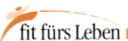

gewerbe eingesetzt. Auch in Deutschland werden seit dieser Zeit Sojamehle zur Herstellung von Brot verwendet.

Zu der damaligen Zeit wurde Sojamehl vorwiegend Roggen- und Roggenmischbrotteigen zugesetzt, um eine höhere Wassermenge im Teig zu binden und die Saftigkeit und Frischhaltung der Brote zu verbessern. Da der Geschmack der Produkte jedoch nicht zufriedenstellte, war diese Arbeitsweise zu diesem Zeitpunkt nicht sehr verbreitet. Außerdem wurde zu Beginn des Krieges Getreidequellmehl bzw. Kartoffelwalzmehl als Zusatz zu Brotteigen zur Auflage gemacht. Diese Produkte wirken ähnlich wie Sojamehl.

Der Einsatz von Sojaerzeugnissen in verschiedenen Lebensmittelbereichen, z.B. in der Süßwarenindustrie, spielte auch in der Bundesrepublik Deutschland eine Rolle. Eine Verwendung in der Bäckerei und Konditorei erfolgte jedoch in nennenswerten Mengen erst in den 60er Jahren, als Sojamehle und andere Sojaerzeugnisse preiswert und in entsprechender Qualität zur Verfügung standen.

Sojabohnen enthalten keine kleberbildenden Proteine

Die Sojabohne enthält keine kleberbildenden Proteine, so daß sie mit Wasser keinen elastisch zusammenhaltenden Teig bilden kann. Außerdem fehlt der Sojabohne Stärke, die durch Verkleistern im Backprozeß Wasser bindet und so ein festes Stärkekrumengerüst entstehen läßt. Dennoch kann Sojabohnenmehl in gewissen Mengen den Getreidebestandteilen zugesetzt werden, um die Qualität von Backwaren zu steigern bzw. den Backprozeß günstig zu beeinflussen.

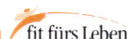
Die Proteine und Polysaccharide der Sojabohne besitzen eine größere Wasseraufnahmefähigkeit beim Anteigen in der Kälte als Weizenmehl. Dadurch können Sojazusätze die Teigausbeuten, vielfach auch die Brotausbeuten und die Frische der Backwaren, erhöhen.

Durch die Mitverwendung von enzymaktivem Sojamehl überträgt das Hauptenzym, die Lipoxigenase II, Sauerstoff, und es kommt zur Bildung von Fettsäurehydroperoxiden, die die Kleberbildung in Weizenteigen positiv beeinflußt. Die Teige zeichnen sich durch ein besseres Gashaltevermögen aus, das ein höheres Gebäckvolumen und eine feinere Gebäckporung bewirkt.

Je nach beabsichtigter Wirkung und den jeweiligen Eigenschaften des Sojas werden alle bisher in technischen Mengen hergestellten Sojaprodukte eingesetzt: vollfette, teilweise und ganz entfettete, enzymaktive und getoastete Schrote und Mehle, Sojakonzentrate und Sojaisolate sowie Sojaschalen.

Nachteile bei der Verwendung von herkömmlichen Sojamehlen in Backwaren sind bereits bei Zusätzen von nur 2–3% der Mehlmenge Veränderungen der Teigeigenschaften, Beeinträchtigungen des Geschmacks und der Krumenfarbe sowie ungünstige Einflüsse auf Volumen, Porung und Krumenbeschaffenheit der Backwaren. Sowohl die vollfetten als auch die entfetteten Mehle weisen den typischen Bohnengeschmack und einen leicht bitteren Nachgeschmack auf. Dieser geht bei höherer Dosierung der Mehle auch auf die damit hergestellten Backwaren über. Durch Toastung verliert sich dieser Geschmack zwar weitgehend, gleichzeitig vermindert das Toasten je-

Sojamehle haben einen leicht bitteren Nachgeschmack

39

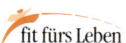
doch die von der Enzymaktivität abhängigen Qualitätsver-
besserungen bei der Backwarenherstellung.

Verwendung von Lupinenerzeugnissen in Backwaren

Die Verwendung von 5% Lupinenmehl in Weizenmehlbro-
ten ergibt eine intensivere Krusten- und Krumenfarbe sowie
einen besseren Geschmack als bei herkömmlich gebackenen
Broten. Brote mit Lupinenmehl besitzen einen höheren
Gehalt an Protein und Fett sowie einen niedrigeren Gehalt
an Kohlenhydraten als die ohne Lupinenmehlzusatz. Darüber hinaus ist der Anteil an Aminosäuren wie Lysin, Isoleucin und Threonin höher, der Anteil an Methionin und
Phenylalanin niedriger. Die Eiweiß-Wertigkeit der Brote
steigt mit zunehmendem Lupinenmehlanteil deutlich an.

Lupinenmehl erhöht den Eiweißanteil im Brot

Bei Versuchen, traditionelle chilenische Brotsorten unter
Zusatz von 6,9% bzw. 12% vollfettem, alkaloidarmen Lupinenmehl herzustellen, nahm die Wasseraufnahme mit
steigendem Anteil von 61,3% bei reinem Weizenmehl auf
79,8% bei einer Mehlmischung aus 88% Weizenmehl und
12% Lupinenmehl zu. Die Teigentwicklungszeit reduzierte
sich mit zunehmendem Lupinenmehlanteil.

Untersuchungen zur Eignung verschiedener Legumino-
senmehle (aus Hülsenfrüchten) bei Dauergebäck und
Kleingebäck ergaben, daß nur 5% Sojamehl, 10% Kicher-
erbsenmehl, aber bis zu 15% Lupinenmehl verwendet werden können, ohne die geschmackliche Qualität der Backwaren zu mindern. Die Backeigenschaften und die physi-
kalischen Eigenschaften von Brot, Keksen und Kuchen
werden bei den angegebenen Konzentrationen nicht beeinflußt.

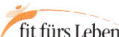

Die geschälten Lupinenkörner werden auf eine Korngröße von etwa 0,84 mm geschrotet und verschiedene Mengen des Schrots mit dem Weizenmehl vermischt. Die Wasseraufnahmefähigkeit und die Stabilität der Teige nimmt mit steigendem Lupinenmehlanteil zu; die Verarbeitung der Teige ist bei geschmacklich akzeptablen Lupinenmehlkonzentrationen unproblematisch.

Bereits 1976 wurden in Peru Untersuchungen zum Einsatz von geringen Mengen Lupinenmehl in Brötchen, Dauerbackwaren, Nudeln, Soßen, Eintöpfen und Feinen Backwaren durchgeführt. Dabei stellte sich heraus, daß bei einem Ersatz von mehr als 20% des Weizenmehls durch Lupinenmehl die Backqualität von Broten leidet und eine merkliche negative Konsistenzveränderung eintritt.

Prüfpersonen probierten die Produkte und bewerteten sie zum größten Teil als »sehr gut«. Das Aussehen der mit Lupinenmehl versetzten Backwaren und Soßen wurde als deutlich besser gegenüber dem der konventionellen Produkte beurteilt. Man führt dies auf die Gelbfärbung zurück, die einen höheren Eigehalt vermuten läßt. Von 48 verschiedenen Produkten waren zehn Backwaren. Acht Backprodukte kamen in der Beurteilung unter die ersten zehn Plätze, die beiden anderen auf Platz elf und achtzehn.

Leckeres Gebäck
mit Lupinenmehl

Aufgrund dieser Ergebnisse wird die Verwendung von Süßlupinenmehl hauptsächlich für Teigwaren empfohlen, die darüber hinaus den Vorteil haben, verhältnismäßig leicht industrialisierbar und preiswert zu sein.

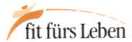

Lupineneiweiß ist zwar relativ arm an den Aminosäuren Methionin und Cystin, gemessen an Weizen und Roggen jedoch reich an Lysin, so daß ein Zusatz von Lupinenmehl zu Brot und Feinen Backwaren die biologische Wertigkeit dieser Produkte erhöht. Für die Herstellung von Lebensmitteln wird aus Lupinen das nach dem Entbittern und Weichen getrocknete Korn sowie hieraus gefertigter Bruch und Mehl genommen. Mehl und Bruch sind eiweißreiche Zutaten und prägen bei Brot und Feingebäck das Aussehen, die Struktur sowie das Kaugefühl.

Lupinen sind echte Eiweißpflanzen

Dies gilt nicht nur für Mehrkornbrote, sondern auch für Weizen- und Roggenvollkornbrote. Ein Mehrkornbrot mit etwa 15% koriandergroß gebrochenem Lupinenkorn weist folgende Besonderheiten auf:

- Steigerung der Wasseraufnahmefähigkeit
- Anreicherung mit Eiweiß
- Verbesserung der Eiweiß-Effektivität
- Krumenkontrast d. Form u. Farbe des Lupinenbruchs
- besonderes Kaugefühl
- ein sehr dezent »lupinenartiges« Aroma

Die Verkleisterung der Stärke wird durch den Zusatz an Lupinenmehl bei entsprechend erhöhter Schüttmenge nicht nachteilig beeinträchtigt. Feine Backwaren wie Nußecken und Florentiner lassen sich gut mit Lupinenbruch anreichern, da die Produkte sowohl geschmacklich als auch ernährungsphysiologisch überzeugen.

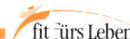

Von der Lupinenbohne zum Eiweißwunder Lopino

Im Vergleich mit den in Deutschland bekannten Hülsenfrüchten wie Erbsen und Ackerbohnen handelt es sich bei den Lupinen – besonders bei *Lupinus albus* und *Lupinus luteus* – um echte Eiweißpflanzen, weswegen sie in erster Linie als Eiweißkomponente in der Viehfütterung eingesetzt werden. In den letzten Jahren ist die Lupinenpflanze, in Form von »Lopino«-Produkten, aufgrund ihres gesunden pflanzlichen Eiweißes als Alternative zum tierischen Eiweiß auch für die menschliche Ernährung interessant geworden.

Auf der Suche nach einer proteinhaltigen Pflanze, die auch unter den europäischen Klimabedingungen angebaut werden kann, gleichzeitig anspruchsloser als Soja ist, sich ähnlich verarbeiten läßt und so einen Ersatz für Soja bietet, stießen wir in der ursprünglichen Tofurei[3] Geestland auf die Süßlupinenarten *Lupinus luteus* und *Lupinus albus*. Diese Arten eignen sich mit ihren geringen Boden- und Klimaansprüchen für einen Anbau in Norddeutschland. Durch Experimente mit dem Samen der Süßlupine gewannen wir allmählich ein dem Tofu in Aussehen und Konsistenz ähnliches Nahrungsmittel. Wir erhielten dabei Unterstützung von dem Bremerhavener Institut für Lebensmitteltechnologie und Bioverfahrenstechnik (BILB), das umfangreiche Analysen durchführte.

Das extrahierte Produkt aus der Süßlupine erhielt den Namen »Lopino«. Lopino ist ein hellgelbes Süßlupinen-Ei-

Aus der Sojaverarbeitung entstand die Entwicklung von Lopino

[3] *Lebensmittelproduzierender Betrieb zur Herstellung von Tofu = Sojakäse und anderen Tofuprodukten*

43

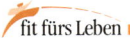
weiß mit einer lockeren und dennoch schnittfesten Konsistenz, es ist geschmacksneutral und wird in 200-g-Blöcken gekühlt im Handel angeboten. Das Herstellungsverfahren wurde schließlich patentiert. Das Patent deckt die Kaltbehandlung der Lupinensamen und die Eiweißgewinnung ohne Fällmittel ab. Auf der *biofach*-Messe 1995 wurde Lopino sogar zum Produkt des Jahres gewählt.

Der Herstellungsprozeß

Die Süßlupinensamen werden gewaschen und danach etwa 8 Stunden in kaltem Wasser eingeweicht und gequollen. Anschließend werden die Samen zermahlen, wonach die Maische mit kaltem Wasser versetzt über ein Extraktionsgerät transportiert wird. Bei dieser Extraktion und Filtration entstehen zum einen Süßlupinenmilch und zum

Herstellung von Lopino

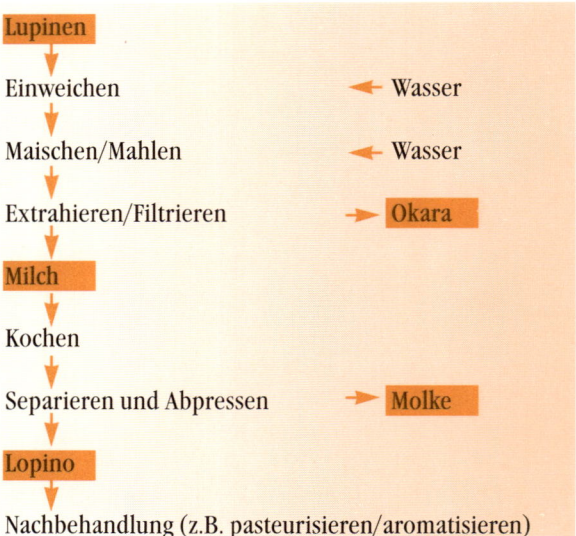

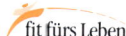
anderen eine Fasermasse. Die gewonnene Süßlupinen-milch wird anschließend auf 85 °C erhitzt, und das Pro-tein, welches gerinnt und nach 15–30 Minuten auf der Oberfläche aufschwimmt, kann abgeschöpft werden. Be-vor die Süßlupinen-Eiweißmasse weiter verarbeitet wird, erfolgt zunächst die Entwässerung in einem Preßkasten. Lopino wird als Lopino-natur verpackt oder weiterverar-beitet. Zur Weiterverarbeitung gehören zum einen die schonende Räucherung zu Räucher-Lopino oder die Verar-beitung zu anderen Produkten (siehe das Kapitel »Neben-produkte der Lopinogewinnung«).

Fettextraktion von Lupinenbohnen

Zur Gewinnung eines proteinreichen Lupinenproduktes müssen die neben dem Protein vorhandenen Inhaltsstoffe – wie Fett – in ihrem Gehalt reduziert werden. Die Bohnen werden im trockenen Zustand vermahlen (mit verschiede-nen Mahlscheiben). Das Mehl wird im Verhältnis 1:10 mit Kohlenwasserstoff versetzt und eine Stunde lang gerührt.

Anschließend wird die Mischung in einen Rundkolben vom Bodensatz abgegossen und das Filtrat über Nacht ge-trocknet. Das Gemisch wird am Rotationsverdampfer bei 40 °C und 268 mbar aufgearbeitet. Das entfettete und ge-trocknete Mehl wird mit Wasser im Verhältnis 1:8 versetzt (bezogen auf die eingesetzte Ausgangsmenge) und für 4 Stunden magnetisch gerührt.

Parallel dazu wird die gleiche Menge an Mehl, das nicht ex-trahiert wird, mit Wasser im Verhältnis 1:8 versetzt und ebenfalls 4 Stunden gerührt.

Das entfettete und getrocknete Mehl wird mit Wasser versetzt

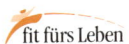
Der pH-Wert wird in beiden Proben auf pH 8 erhöht und für eine weitere Stunde auf dem Magnetrührer gehalten. Anschließend wird die Maische über ein Sieb abgepreßt und die Milchmenge aufgefangen. Davon wird die Trockensubstanz bestimmt und von der getrockneten Milch der Proteingehalt analysiert.

Nebenprodukte der Lopinogewinnung

Aufgrund der oben beschriebenen günstigen ernährungs-physiologischen Eigenschaften der Lupinenbohne und der ebenso positiven physikalisch-chemischen Charakteristi-ka des Lupinenproteins kann diese Hülsenfrucht sehr viel-fältig zur Bedarfsdeckung in der menschlichen Ernährung eingesetzt werden.

Lupinen sind nicht nur eine Quelle für Eiweiß und Rohfa-sern, sondern werden auch zur Anreicherung von vorhan-denen oder neuen Lebensmitteln genutzt. Sie eignen sich z.B. auch für den Einsatz bei der Brotherstellung, in Bis-kuitteigen, in Nudelprodukten und in einer Auswahl ande-rer Nahrungsmittel.

Aus Lupinen läßt sich eine Vielzahl von Nahrungsmitteln herstellen

Schon 1985 erkannten Forscher, daß eine Verwendung von Lupinenproteinisolaten, wie sie sich für Sojabohnen-proteinisolate in der Nahrungsmittelindustrie durchge-setzt hat, unterstützt werden sollte – insbesondere in Län-dern, in denen die Sojabohne nicht angebaut werden kann. Die Lupinenproteinisolate erreichen ähnlich gute Werte in bezug auf Emulgiervermögen, Gelbildung und Quellfähigkeit wie die Sojabohnenprodukte.

46

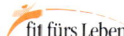
Okara

Okara[4] (Faserstoffe) fällt bei der Lopinoherstellung als Nebenprodukt an. Es entsteht bei dem Trennprozeß von Eiweiß und Faseranteilen. Das Technologietransferzentrum an der Hochschule Bremerhaven untersuchte das Okara auf seine Beschaffenheit. Das Lupinen-Okara wurde getrocknet und seine Zusammensetzung analysiert. Okara zeichnet sich durch einen hohen Eiweiß- und Ballaststoffgehalt aus. Die Fasermasse ist für die Herstellung von Back- und Süßwaren sowie für Cerealienprodukte (Feinbackwaren, Müsli, Gebäckriegel mit Früchten oder Schokolade) geeignet. Okara läßt sich als Ballaststoffträger und Proteinlieferant im trockenen Zustand bis zu einem Anteil von 50% für die Extrusion einsetzen.

Eine Aromatisierung ist bei der Verarbeitung von Okara sinnvoll, um den leicht bitteren bohnenartigen Geschmack zu überlagern. Mit dem oben beschriebenen Grundprodukt wurden Snacks und Frühstückscerealien hergestellt. Ein für die Herstellung von Backwaren wichtiger Aspekt des Okara ist seine hohe Wasserbindung, wodurch zum einen der Teig besser verarbeitet werden kann und zum anderen die Lebensmittel länger frischgehalten werden. Neben einer neuen Geschmacksvariante durch den Einsatz von 10–30% Lupinen-Okara sind Aussehen der Backwaren sowie Gelbfärbung der Krume bei Verwendung von *Lupinus luteus neu* und sortentypisch für derartige Gebäcke. Durch die Verwendung von Okara werden Gebäcke proteinangereichert, ballaststoffreich und besser verdaulich.

[4] *Okara (jap.) = edle Schale*

Okara hat einen hohen Eiweiß- und Ballaststoffgehalt

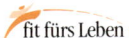
Süßlupinenmilch

Die Milch, die eigentlich weniger ein Nebenprodukt als ein Ausgangsprodukt für Lopino ist, kann ebenfalls direkt verwendet werden. Sie ist, aromatisiert oder fermentiert, ein Milchersatzgetränk. Süßlupinenmilch ist eine Rohstoffvariante für Backwaren, die in unterschiedlichster Kombination der Rezeptur angewendet werden kann.

Lupinenproteinpulver

Wenn es gelingt, die noch in der Entwicklung befindliche Herstellung von Proteinpulver aus Lupinenbohnen auch wirtschaftlich umzusetzen, kann es für die Ernährung von Kleinkindern, die gegen Kuhmilch allergisch sind, von großer Bedeutung werden.[5] Als Alternativen zur Kuhmilch bieten sich bis jetzt hauptsächlich Ziegen- und Stutenmilch an.

Lupinenproteinpulver kann zu einer pflanzlichen Alternative bei Milchallergien werden

In Deutschland gibt es etwa 25 Millionen Allergiker. Die bedeutendste Rolle bei der Entwicklung von Allergien spielen Fremdeiweiße tierischer Herkunft, wie sie auch in der Kuhmilch vorkommen – besonders die Bestandteile ß-Lactoglobulin und Kasein. ß-Lactoglobulin, das in der Muttermilch nicht vorkommt, provoziert Antikörper im kindlichen Organismus, damit dieser sich gegen das eindringende Fremdeiweiß zur Wehr setzt. Hierdurch kommt es häufig zu Überreaktionen. Auch auf den hohen Kaseingehalt der Kuhmilch ist der Säugling nicht eingestellt. Dieser Gehalt ist siebenmal so hoch wie in der Muttermilch. Die Verstoffwechselung der Eiweißbausteine im kindlichen

[5] *Ralf Moll, Ute Schain-Emmerich, »Natürliche Nahrung für mein Baby«*

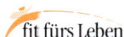
Organismus ist daher nur begrenzt möglich. Lupinenprotein als Basis für ein milchähnliches Pulver könnte zahlreichen allergiegefährdeten Kindern helfen.

Lupinenproteinpulver ist ein aus dem Samen der Süßlupine gewonnenes sprühgetrocknetes Proteinpulver mit hervorragenden funktionellen, sensorischen (Geschmack, Geruch) und ernährungsphysiologischen Eigenschaften. Das gelbe Pulver weist einen neutralen Geruch auf und ist vom Geschmack her leicht nussig und milchartig.

Der Proteingehalt des Pulvers beträgt 59%, der Fettgehalt 12,8%. Der hohe Prozentsatz bezieht sich natürlich auf die Trockensubstanz; als Milchersatz wird das Pulver entsprechend verdünnt, so daß eine gut verträgliche Alternative zum Beispiel zur Kuhmilch entsteht.

Lupinenproteinpulver läßt sich für eine ganze Reihe von Lebensmitteln verwenden. Als natürlicher Zusatz aus ökologischem Anbau kann das Pulver wichtige Eigenschaften, die für die Herstellung von Lebensmitteln von Bedeutung sind, erheblich verbessern. Selbstverständlich sind naturbelassene frische Früchte und Salate immer noch die gesündesten Nahrungsmittel, die auch täglich mit auf dem Speiseplan stehen sollten, doch die Produkte der Lebensmittelindustrie sind aus den Supermärkten nicht mehr wegzudenken. Gerade deshalb ist es wichtig, daß die verwendeten Zusätze unbedenklich und appetitlich sind.

An einer protein-reichen Milch wird gearbeitet

Die folgende Tabelle gibt einen Überblick über die Verwendungsmöglichkeiten von Lupinenproteinpulver bei der Lebensmittelherstellung, seine dabei gewünschten Eigenschaften und nennt die Vorteile für die Endprodukte.

49

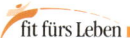
Anwendungsbereiche	Gewünschte Eigenschaften	Vorteile im Endprodukt
Gesundheitskost, Drinks, Diätische Produkte und Sportlernahrung	Proteinanreicherung, Ausgewogener Nährwert	Nahrungsergänzung: Anreicherung mit pflanzlichem Protein und Aminosäuren (reich an Lysin), geringes allerg. Potential, hoher Flavonoid-Anteil, reich an Lecithin, gluten-, lactose- u. cholesterinfrei
Saucen, Dressings	Emulgierfähigkeit Saftigkeit	Größere Vermeidung von schwankenden pH-Werten, Bindeeffekt i. Endprodukt
Suppen, Fertiggerichte	Viskosität	Verdickungseffekt, cremigere Konsistenz, Geschmacksabrundung
Pasteten, Wurstwaren, Fleischprodukte	Emulgierfähigkeit, Saftigkeit	größere Widerstandsfähigkeit und Stabilität gegenüber Hitzebehandlungen, geringere Kochverluste
Kuchenprodukte, Dauerbackwaren	Saftigkeit	verbesserte Konsistenz und Kalorienreduzierung, Farbgebung
Eiskrem, mousse-ähnliche Produkte	Schaumfähigkeit	größere Stabilität des Schaumes

Lupinen-Kaffee

Zur Zubereitung von Lupinen-Kaffee werden die Lupinenbohnen sehr langsam und schonend geröstet (20 Minuten; herkömmlicher Kaffee 7–10 Minuten); so entstehen wenig Reizstoffe und Gerbsäuren. Dadurch ist der Lupinen-Kaffee sehr reizarm und magenfreundlich. Lupinen-Kaffee

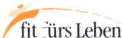
enthält kein Koffein und auch kein Gluten und kann daher auch von Menschen getrunken werden, die an Zöliakie/einheimischer Sprue leiden und deshalb keinen Getreidekaffee vertragen. Lupinen-Kaffee ist ein regionales Produkt, da die Lupinen in Deutschland angebaut und geröstet werden.

Neuartige Lupinen-Lebensmittel

Nachdem das tofuähnliche Produkt auf Lupinenbohnenbasis entwickelt worden war, wurden weitere Lebensmittel wie Aufstriche, Bratlinge etc. aus dem Grundprodukt Lopino kreiert.

Ebenso wurden Versuche zur Erweiterung der Produktpalette gestartet, die sich an das Warenangebot der Sojabohnenprodukte anlehnten. Die Entwicklung von Lupinenmilch und -joghurt scheiterte dabei bisher an den geschmacklichen Eigenschaften. Inzwischen ist es gelungen, »Loyu«, eine schmackhafte Lupinenwürzsauce, herzustellen, die wie die traditionelle Sojasauce durch Fermentation der Bohnen gewonnen wird.

Traditionelle Lupinen-Lebensmittel

Zu den traditionell verwendeten Lebensmitteln zählen in Salzlake eingeweichte Lupinenbohnen, die zuvor in Wasser tagelang entbittert wurden. Sie werden heute noch in den Mittelmeerländern auf den Märkten angeboten und als Vorspeise verzehrt. Von der Bevölkerung der Anden werden die Bohnen nach einem Entbitterungsprozeß wie alle anderen Hülsenfrüchte als Eintopf zubereitet gegessen.

Lopino ist ein tofuähnliches Produkt

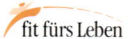
Lopino in Wurstwaren

Der Einsatz eines Eiweißpräparates aus Lupinen mit einem Eiweißgehalt zwischen 70 und 90% erbrachte interessante Ergebnisse. Die technologische Erprobung des Produktes in einer Standardrezeptur Brühwurst des Typs Lyoner mit 50% Magerfleisch, 25% Fettgewebe, 23% Eis, 2% Gewürze, in der ca. 15% des Magerfleisches durch Lupineneiweiß ersetzt wurden, erbrachte ein zufriedenstellendes und schmackhaftes Produkt.

Die Verwendung von Lopino in Wurstwaren wird noch erforscht

Geruch, Geschmack und Konsistenz der Brühwurst ergaben bei Einsatz des Musterpräparates ähnliche Bewertungen wie handelsübliche Präparate aus Soja. Somit können funktionelle Eiweißpräparate, die aus einheimischem landwirtschaftlichem Anbau stammen, zur Verfügung gestellt werden. Daneben wird es voraussichtlich möglich sein, im Zuge des Verfahrens ein Ballaststoffpräparat zu gewinnen, das ebenfalls als funktioneller Bestandteil für Lebensmittelanwendungen dienen kann.

Lopino in Nudeln und Crisps

Lupinen haben einen relaiv hohen Anteil von kurzkettigen Kohlenhydraten, den Oligosacchariden. Aus diesem Grund ist es möglich, Lupinenmehl für Nudelprodukte und Crisps zu verwenden.

Untersuchungen zeigten, daß bis zu einem Einsatz von 10% Lupinenmehl bei beiden Produkten in der Analyse von Geschmack und Aroma hohe Werte erzielt werden konnten, die zum Teil die Ergebnisse des Originalproduktes mit 100% Weizenmehl sogar übertrafen.

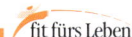
3. Lopino – Die pflanzliche Eiweißalternative

Unsere wichtigsten Energiequellen

Die Ernährung des Menschen setzt sich aus verschiedenen Nährstoffgruppen zusammen. Man unterscheidet zwischen denen, die Nahrungsenergie liefern und jenen, die andere lebenswichtige Aufgaben in unserem Körper wahrnehmen. Energieliefernde Hauptnährstoffe sind Kohlenhydrate, Fette und Eiweiße (Proteine). Auch Alkohol ist eine Energiequelle. Diese Art von »Nahrungsenergie« kann jedoch vom Körper nicht gespeichert werden. Zur zweiten Gruppe zählen Mineralstoffe, Spurenelemente, Vitamine und Enzyme.

Kohlenhydrate

Kohlenhydrate stellen die Energie zur Verfügung, die für den Haushalt des Körpers erforderlich ist. Ohne sie kann kein Verdauungsprozeß stattfinden. Wenn in der Nahrung Kohlenhydrate nicht ausreichend vorhanden sind, kann der Körper durch bestimmte Umbauprozesse aber auch Fette und Eiweiße in Energie umwandeln, dies geschieht zum Beispiel beim Fasten.[6]

Von entscheidender Bedeutung sind Kohlenhydrate auch für das zentrale Nervensystem. Die Nervenzellen sind in hohem Maße von Glukose abhängig. Des weiteren werden die Muskeln von Kohlenhydraten ernährt. Sie stellen den Hauptanteil des »Brennstoffes« für die Muskeltätigkeit zur Verfügung. Fette und Eiweiß können nur indirekt verwendet werden, da sie erst in Kohlenhydrate umgewandelt werden müssen. Es empfiehlt sich also eine Ernährung,

Jede Nahrung wird vom Körper in Energie verwandelt

[6] *Dr. Paul Bragg, »Wunder des Fastens«*

53

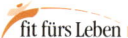
die vorrangig Kohlenhydrate enthält und weniger aus Fett und Eiweiß besteht.

Kohlenhydrate stellen zusammen mit Eiweiß und Fetten die Hauptbestandteile lebendiger Materie dar und werden für die Erhaltung der zellfunktionalen Aktivitäten sowie als Reserve- und Strukturmaterial für die Zellen benötigt. Kohlenhydrate sind auch als Saccharide bekannt. Monosaccharide und Disaccharide werden Zucker genannt. Wenn Sie mal einen Bissen eines kohlenhydratreichen Lebensmittels länger im Mund behalten, z.B. ein Stückchen Brot, werden Sie feststellen, daß sich ein süßer Geschmack im Mund entwickelt. Durch die Enzyme des Speichels beginnt die Verdauung der Kohlenhydrate bereits im Mund. Besonders bedeutsam sind Glukose (Traubenzucker) und Fruktose (Fruchtzucker). Glukose ist das Abbauprodukt von Mehrfachzuckern, und Fruktose ist die direkte Energiequelle für den Körper. In der Pflanzenwelt ist Glukose weit verbreitet. Sie kommt in allen Pflanzen sowie im Saft der Bäume vor. Früchte, Salate und Gemüse sind die gesündesten Quellen für Glukose. Fruktose ist der süßeste von allen Zuckern und findet sich in Früchten, Gemüsen und Blumennektar.

Kohlenhydratreiche Nahrungsmittel

- alle Getreidesorten und die daraus gefertigten Produkte wie Brot, Nudeln, Reis usw.
- stärkehaltige Gemüse wie Kartoffeln oder Winterkürbisse, aber auch Karotten, Blumenkohl, Rote Bete und Steckrüben
- Hülsenfrüchte wie Erdnüsse, Erbsen, Linsen und Bohnen
- alle Früchte, wobei die süßen Früchte entsprechend mehr Zucker aufweisen als die säuerlichen

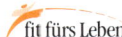
Viele Menschen ernähren sich vorrangig von Kohlenhydraten. In den meisten westlichen Ländern machen jedoch Fleisch und andere Eiweiß-/Fettnahrungsmittel inzwischen einen hohen Anteil der Kost aus. Kohlenhydrate werden zunehmend in Form von raffinierten und weiterverarbeiteten Produkten aufgenommen. Beide Ernährungsformen wirken sich aus unterschiedlichen Gründen negativ auf unsere Gesundheit aus. Stark verarbeitete Lebensmittel sind ihrer ursprünglichen Vitalstoffe wie Vitamine und Mineralstoffe weitgehend beraubt. Diese Produkte enthalten auch kaum noch Faserstoffe, sog. Ballaststoffe. Fit macht uns diese Kost nicht. Nicht nur ein »Muntermacher«, sondern unerläßlich für vitale Gesundheit sind Obst, Gemüse, Salate, Nüsse und Sprossen, die am besten roh genossen werden sollten.

Lopino besitzt einen Kohlenhydratanteil von 3,2%, es ist mit 18% (also 18 g pro 100 g verzehrbarem Anteil) ein sehr eiweißreiches Lebensmittel. Wenn ein Gericht sowohl kohlenhydrat- als auch eiweißreiche Zutaten enthält, sollte eine von beiden nur in geringer Menge beigefügt werden. Der Verdauungsprozeß von Kohlenhydraten und Eiweiß läuft sehr unterschiedlich ab, was zu unvollständiger Verdauung und damit zu Magen-Darmbeschwerden führen kann. Diese Erkenntnis ist die Grundlage der Trennkost, die durch *Dr. Hay* bekannt wurde.[7]

Brot entwickelt nach einiger Zeit im Mund einen süßen Geschmack

[7] *Eine Lebensmittelkombinationstabelle mit günstigen und ungünstigen Zusammenstellungen ist im Waldthausen Verlag, Ritterhude, erschienen.*

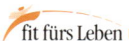
Fette

Fette sind in unterschiedlicher Konzentration in allen Lebensmitteln enthalten, auch in pflanzlichen, von einigen Ausnahmen abgesehen. Hier machen sie jedoch nur einen sehr kleinen Anteil aus. Sie bestehen wie Kohlenhydrate aus Kohlenstoff, Sauerstoff und Wasserstoff. Aufgrund ihres höheren Kohlenstoff- und Wasserstoffanteils haben Fette jedoch ein größeres Wärme- oder Energieäquivalent als Kohlenhydrate.

In den meisten Lebensmitteln sind Fette enthalten

Fette, die sich im Organismus befinden, stammen aus zwei Quellen:
1. aus Fetten, die in der Nahrung enthalten sind
2. Fette, die aufgrund der Verstoffwechselung von Kohlenhydraten in Fette verwandelt werden

Die größte Fettmenge im Körper stammt aus dem Kohlenhydratstoffwechsel. Soweit es den Verdauungsprozeß beim Menschen betrifft, sind Fette aus zwei Bestandteilen zusammengesetzt: aus Glyzerin und Fettsäuren. Glyzerin ist die Energiequelle von Fetten und wird ähnlich verstoffwechselt wie Kohlenhydrate. Glyzerin wird in Zucker abgebaut und kann dann vom Körper als Brennstoff verwertet werden. Fettsäuren werden häufig als Ketten von Wasserstoff-, Kohlenstoff- und Sauerstoffatomen bezeichnet. Wenn Wasserstoff an diese Glieder angeschlossen wird, erhärtet das Fett, d.h. es hydriert. Alle festen Pflanzenfette, wie z.B. Biskin, Margarine usw., sind hydrierte Fette.

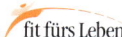
Gesättigte und ungesättigte Fette

Ungesättigte Fette bestehen aus Fettsäuren, in denen ein oder mehrere Kohlenstoffatome in der Kette nicht alle Wasserstoffatome enthalten, die möglich wären – sie haben freie Doppelbindungen in ihrer Kette. Dadurch ist der Körper in der Lage, verschiedene wichtige Nährstoffe mit den Fettsäureketten zu verbinden. Sie können dann für den Aufbau der Zellstruktur verwendet werden und sind aus diesem Grund sehr gesund.

Tierische Fette enthalten nur sehr wenig ungesättigte Fette. Nüsse und Samen dagegen sind reich an ungesättigten Fettsäuren, ebenso wie Pflanzenfette in ihrem natürlichen Zustand. Bei der Verwendung von Margarine muß auf gute Qualität geachtet werden, da bei dem notwendigen Hydrierungsprozeß aus ungesättigten Fettsäuren gesättigte werden. Dieser Prozeß kann jedoch gesteuert werden, so daß Fette mit unterschiedlicher Konsistenz hergestellt werden können.

Nüsse und Samen sind reich an ungesättigten Fettsäuren

Fett tierischen Ursprungs enthält nur sehr wenig ungesättigte Fettquellen. Außer in Tierfleisch sind sie in Milchprodukten, Eiern und Kokosnüssen vorhanden. Die gesättigten Fette der Kokosnuß haben jedoch eine andere chemische Struktur.

Zu den gesättigten Tierfetten gehört auch Cholesterin. Zuviel Cholesterin kann zu Arteriosklerose führen, da sich an den Gefäßwänden Ablagerungen bilden. Der Körper produziert selbst Cholesterin in der Leber und stellt es für wichtige körperliche Abläufe zur Verfügung. Der Verzehr zusätzlicher Mengen in Form von gesättigten Tierfetten be-

57

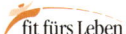
fit fürs Leben

lastet die Gesundheit in vielfältiger Hinsicht. Durch einen erhöhten Cholesterinspiegel können vor allem Herzkreislauferkrankungen entstehen.

Lopino hat einen sehr hohen Anteil an ungesättigten Fettsäuren

Lopino hat einen sehr hohen Anteil an gesunden ungesättigten Fettsäuren, nämlich fast 85% der Gesamtfettsäuren. Das erleichtert den Abbauprozeß im Fettstoffwechsel und spart viel Energie ein. Die Verdauung ist immer mit einem hohen Energieaufwand verbunden, weswegen man sich nach einem ausgiebigen Mahl meistens sehr müde fühlt. Lopino ist daher leicht verdaulich. Es ist gänzlich cholesterinfrei und daher sehr gut für Menschen geeignet, deren Blutfettwerte zu hoch sind.

Eiweiß

Es gibt viele verschiedene tierische und pflanzliche Eiweißarten. Jede Pflanze besitzt wenigstens zwei verschiedene Eiweißarten, und innerhalb des menschlichen Körpers gibt es über 100.000 verschiedene Arten! Obwohl sich alle Eiweiße in ihrem Molekülgefüge unterscheiden, weisen sie aber eine ähnliche chemische Zusammensetzung auf: 53% Kohlenstoff, 22% Sauerstoff, 17% Stickstoff, 7% Wasserstoff und 1% Schwefel, Jod und andere Stoffe.

Die hauptsächlichen Pflanzeneiweiße sind Albumin (in Früchten und Gemüse enthalten), Gluten (im Weizen und Getreide), Legumin (in Erbsen und Bohnen), Globulin (in Nüssen) und Muko-Eiweiß (in Erbsen, Bohnen und Samen). Tierische Eiweiße sind z.B. Kasein (in Milch und Molkereiprodukten enthalten), Gelatine (in Knochen und Sehnen), Fibrin (im Blut) und Myosin (im Fleisch von Tieren).

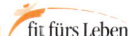
Alle diese Eiweiße setzen sich aus Aminosäuren zusammen. Eiweiße bilden sich aus Ketten von Aminosäuren, die miteinander verbunden eine Struktur bilden (siehe unten »Aminosäuren«).

Eiweiß dient dem menschlichen Organismus in zweierlei Hinsicht: für Zellwachstum und Gewebewiederherstellung. Für Muskelenergie, erhöhte Aktivität oder als Brennstoffquelle wird Eiweiß nicht benötigt. In der Muttermilch ist eine relativ hohe Eiweiß-Menge enthalten, um ein gesundes Wachstum des Kleinkindes zu gewährleisten. Wenn die Wachstumsphase verlangsamt wird, verringert sich auch der Eiweißgehalt in der Muttermilch. Vom 8. bis zum 11. Tag beträgt der Prozentsatz 2,38. Nach dem 170. Tag ist er bereits auf 1,07 Prozent gesunken.

Wir brauchen Eiweiß für das Zellwachstum

Zwischen dem 18. und 25. Lebensjahr, wenn der Mensch ausgewachsen ist, wird Eiweiß nur noch für die Wiederherstellung und den Ersatz von zerstörtem Gewebe benötigt. Für erhöhte körperliche Aktivität, das gilt in erster Linie für Ausdauersportarten wie Laufen, Radfahren, Schwimmen usw., ist es lediglich notwendig, die Kohlenhydratzufuhr zu erhöhen. Eiweiß hat einen geringeren Nutzeffekt als Brennstoff und trägt nicht direkt zur Muskelarbeit bei.

Aminosäuren

Es existiert eine Fülle von Eiweißarten, die aber alle aus nur zwanzig verschiedenen Aminosäuren aufgebaut sind. Diese Aminosäuren sind die Bausteine aller Pflanzen- und Tiereiweiße. Ein Eiweißmolekül kann hunderte oder sogar tausende einzelner Aminosäurenverbindungen ent-

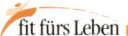
Eiweiß wird verdaut und in die einzelnen Aminosäuren zerlegt

halten. Diese Aminosäuren sind im Eiweißmolekül auf eine einzigartige Weise miteinander verbunden (Peptidbindungen). Jedes Eiweiß enthält eine Vielzahl an Aminosäuren, die in einer typischen Reihenfolge für jedes Eiweiß vorliegen.

Der Körper kann die Eiweiße aus den Lebensmitteln, bis auf wenige Ausnahmen, nicht direkt verwenden. Das Eiweiß muß zuerst verdaut und in die Aminosäuren zerlegt werden. Der Körper kann dann mit den Aminosäuren das Eiweiß aufbauen, das er benötigt. Der endgültige Wert eines Nahrungseiweißes liegt demzufolge in der Zusammensetzung seiner Aminosäuren.

Durch die Verdauung der Eiweiße aus der Nahrung und die anschließende Wiederaufbereitung der eiweißhaltigen Abfallstoffe zirkulieren alle Aminosäuren im Blut sowie im Lymphsystem des Körpers. Sobald die Zellen diese Aminosäuren benötigen, entnehmen sie sie dem Blut oder der Lymphe. Dieser fortwährend zirkulierende, verfügbare Vorrat von Aminosäuren ist der »Aminosäuren-Pool«.

Die Aminosäuren und ihre Funktionen

Im Folgenden werden die wichtigsten Funktionen von Aminosäuren beschrieben sowie einige ausgewählte pflanzliche Nahrungsquellen vorgestellt, in denen sie vorkommen.

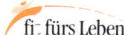
Alanin ist ein Faktor bei der Steuerung der Nebennieren und bei der Gesunderhaltung der Haut, besonders der Kopfhaut (Alanin hat auch Bedeutung für die Verwertung anderer Aminosäuren). Enthalten in Mandeln, Alfalfasprossen, Äpfeln, Aprikosen, Avocados, Karotten, Sellerie, Gurken, Trauben, Salat, Orangen, Erdbeeren, Paprika und Tomaten.

Alanin

Arginin wird für das Zusammenziehen der Muskeln und für den Knorpelaufbau benötigt. Spielt eine wesentliche Rolle für die Funktion der Fortpflanzungsorgane sowie bei der Kontrolle des Abbaus der Körperzellen. Arginin findet sich in Alfalfasprossen, Rote Bete, Karotten, Sellerie, Gurken, Salat, Pastinaken, Kartoffeln und Steckrüben.

Arginin

Asparginsäure wird benötigt bei der Funktion von Herz und Gefäßen sowie zur Vermeidung von Zahnzerstörung und Knochenabbau. Enthalten in Mandeln, Äpfeln, Aprikosen, Karotten, Sellerie, Gurken, Pampelmusen, Zitronen, Ananas, Tomaten und Wassermelonen.

Asparginsäure

Cystein hat eine wichtige Bedeutung als schwefelhaltige Aminosäure beim Aufbau anderer biologisch wirksamer Substanzen. Es steht im Zusammenhang mit Haarwachstum und den Funktionen der Brustdrüsen. Es kann leicht zu dem schwerlöslichen Cystin dehydriert werden. Cystin ist Bestandteil mancher Nierensteine. Enthalten in Alfalfasprossen, Äpfeln, Paranüssen, Rote Bete, Rosenkohl, Weiß- und Rotkraut, Karotten, Korinthen, Blumenkohl, Haselnüssen, Grünkohl, Ananas und Himbeeren.

Cystein

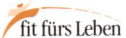
Glutaminsäure	Glutaminsäure ist ein wichtiger Stickstofflieferant für den Aufbau anderer Aminosäuren. Wird gebraucht, um den Blutzuckerspiegel aufrechtzuerhalten und verhindert Blutarmut. Glutaminsäure spielt auch eine Rolle bei der Absonderung von Magensäften. Enthalten in Rosenkohl, Weiß- und Rotkraut, Karotten, Sellerie, grünen Bohnen, Salat, Papayas.
Glycin	Glycin ist für den Aufbau wichtiger Körperstoffe und für die Bindung von Giften in der Leber sehr bedeutsam. Faktor für die Bildung von Muskelfasern und Knorpeln und für die Regulierung der Sexualhormone. Enthalten in Alfalfasprossen, Mandeln, Karotten, Sellerie, Okra, Orangen, Kartoffeln, Granatäpfeln, Himbeeren, Steckrüben und Wassermelonen.
Histidin	Histidin wird für die Herstellung von Glykogen und zur Schleimkontrolle verwandt. Es ist ein Bestandteil des Hämoglobins und des Spermas. Enthalten in Alfalfasprossen, Äpfeln, Roter Bete, Karotten, Sellerie, Gurken, Endivien, Papayas, Ananas und Granatäpfeln.
Hydroxyprolin	Hydroxyprolin hilft Leber- und Gallenblasenfunktionen beim Emulgieren von Fetten und der Bildung von roten Blutkörperchen. Enthalten in Mandeln, Aprikosen, Avocados, Paranüssen, Roter Bete, Karotten, Kirschen, Gurken, Kokosnüssen, Feigen, Trauben, Salat, Orangen, Ananas und Rosinen.
Isoleucin	Isoleucin hilft bei der Regulierung der Thymusdrüse, Milz, Hypophyse (Hirnanhang) und des Stoffwechsels. Auch wirkt es bei der Hämoglobinbildung mit. Enthalten in Avocados, Kokosnüssen, Papayas, Sonnenblumenkernen und fast allen Nüssen.

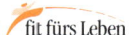

Leucin hält das Gegengewicht zur Aminosäure Isoleucin. Kommt in denselben Nahrungsquellen vor.

Leucin

Lysin hilft bei den Funktionen der Leber, Gallenblase, Zirbeldrüse (Epiphyse) und den Brustdrüsen. Wichtiger Bestandteil in aktiven Zentren vieler Enzyme. Es ist auch ein Faktor beim Fettstoffwechsel und bei der Verhütung des Zellabbaus. Lysin ist in Alfalfasprossen, Äpfeln, Aprikosen, Roter Bete, Karotten, Sellerie, Gurken, Trauben, Papayas, Birnen sowie in Sojasprossen enthalten.

Lysin

Methionin unterstützt Milz, Bauchspeicheldrüse und Lymphdrüsen. Bestandteil von Hämoglobin und Geweben. Es kommt in Äpfeln, Paranüssen, Weiß- und Rotkraut, Blumenkohl, Haselnüssen, Grünkohl und Ananas vor.

Methionin

Ornithin hilft den Körper von überschüssigem Stickstoff zu befreien, unterstützt und schützt die Leber. Ornithin ist eng mit Arginin verwandt.

Ornithin

Phenylalanin ist beteiligt am Aufbau wichtiger biologisch wirksamer Stoffe (wie z.B. Hormonen und Enzymen) und an der Ausscheidung von Abbauprodukten. Enthalten in Äpfeln, Roter Bete, Karotten, Ananas und Tomaten.

Phenylalanin

Prolin ist beteiligt an der Bildung von rotem Blutfarbstoff (Hämoglobin) und am Emulgieren von Fetten. Enthalten in Aprikosen, Avocados, Mandeln, Roter Bete, Paranüssen, Karotten, Kirschen, Kokosnüssen, Gurken, Feigen, Trauben, Orangen, Ananas und Rosinen.

Prolin

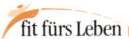

Serin Serin ist wichtig in aktiven Zentren mancher Enzyme und für phosphorhaltige Eiweiße. Hilft im Gewebe bei der Reinigung der Schleimhäute, in der Lunge und in den Bronchien. Enthalten in Alfalfasprossen, Äpfeln, Roter Bete, Karotten, Sellerie, Gurken, Weiß- und Rotkraut, Papayas, Ananas.

Threonin Threonin wichtig in aktiven Zentren mancher Enzyme und für phosphorhaltige Eiweiße. Hält die Aminosäuren im Gleichgewicht. Enthalten in Alfalfasprossen, Karotten, grünblättrigem Gemüse und Papayas.

Tryptophan Tryptophan ist beteiligt an der Neubildung von Zellen und Gewebe und an den Sekreten von Bauchspeicheldrüse und vom Magen. Tryptophan ist außerdem wichtig für das optische System der Augen. Enthalten in Alfalfasprossen, Roter Bete, Karotten, Sellerie, grünen Bohnen und Steckrüben.

Tyrosin Tyrosin ist die Vorstufe für einige Hormone und andere biologisch wirksame Substanzen. Faktor bei der Entwicklung von Zellen und Gewebe sowie für die Bildung von roten und weißen Blutkörperchen. Wird auch in den Nebennieren, der Hypophyse, der Schilddrüse und im Haar gefunden. Quellen sind Alfalfasprossen, Mandeln, Aprikosen, Äpfel, Rote Bete, Karotten, Gurken, Kirschen, Feigen, Salat, Paprika, Erdbeeren und Wassermelonen.

Valin Valin ist unter anderem an der Funktion der Brustdrüsen und der Eierstöcke beteiligt. Enthalten in Äpfeln, Mandeln, Roter Bete, Karotten, Sellerie, Okra, Granatäpfeln, Kürbissen und Tomaten.

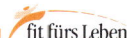

Essentielle Aminosäuren

Von den 20 Aminosäuren sind acht Aminosäuren »essentiell« bzw. unentbehrlich. Eine »essentielle Aminosäure« ist eine Aminosäure, die der Körper nicht durch Reduktion (Oxydation) aus einer anderen Aminosäure herstellen kann. Also muß eine essentielle Aminosäure in der Nahrung enthalten sein, da sie nicht im Körper hergestellt werden kann. Zu den essentiellen Aminosäuren gehören: Isoleucin, Leucin, Lysin, Methionin, Phenylalanin, Threonin, Tryptophan und Valin. Es wird auch angenommen, daß eine neunte Aminosäure, Histidin, für Säuglinge unentbehrlich ist und eine zehnte im Kindesalter: Arginin.

Nicht-essentielle Aminosäuren

Die verbleibenden 12 Aminosäuren werden als »nicht essentiell« bezeichnet. Diese Bezeichnung ist allerdings etwas irreführend. Für unsere Gesundheit und unser Wohlbefinden sind auch diese unentbehrlich. Es ist allerdings nicht unbedingt erforderlich, daß sie in unseren Lebensmitteln vorhanden sind, da der Körper sie selber herstellen kann, sofern er mit den essentiellen Aminosäuren aus der Nahrung ausreichend versorgt wird.

Lopino enthält alle essentiellen Aminosäuren

Wieviel Eiweiß und Vitamin B$_{12}$ brauchen wir?

Vollwertige Eiweiße

Unter vollwertigem Eiweiß versteht man eine einzelne oder eine kombinierte Eiweißquelle, die alle acht essentiellen Aminosäuren enthält. Fleisch, Eier, Milchprodukte,

65

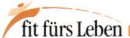
Sojabohnen und viele Nüsse sind zum Beispiel vollwertige Eiweiße. Einige Ernährungsempfehlungen besagen, daß zu jeder Mahlzeit ein vollwertiges Eiweiß (oder eine Kombination von Eiweißen, die proportional alle acht essentiellen Aminosäuren enthält) verzehrt werden sollte, um die Versorgung mit den essentiellen Aminosäuren zu gewährleisten.

Aufgrund des Aminosäuren-Pools ist es jedoch nicht notwendig, daß alle acht essentiellen Aminosäuren innerhalb einer Mahlzeit bzw. in sämtlichen Lebensmitteln enthalten sind, um unseren Eiweißbedarf vollständig zu decken.

Auch zahlreiche Früchte und Gemüsesorten enthalten alle acht essentiellen Aminosäuren, wenngleich die Mengenverhältnisse sehr unterschiedlich sind.

Früchte	Gemüse	Nüsse	Lopino
Äpfel	Alfalfasprossen	Mandeln	
Erdbeeren	Bohnensprossen	Kokosnüsse	
Feigen	Karotten	Haselnüsse	
Apfelsinen	Auberginen	Sonnenblumenkerne	
Pfirsiche	Süßkartoffeln	Walnüsse	
Weintrauben	Brokkoli	Paranüsse	
	Weiß- und Rotkraut	Pecannüsse	
	Getreide		
	Okra		
	Kürbisse		
	Kartoffeln		
	Spinat		
	Tomaten		

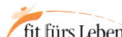
Mais ist das einzige Getreide, das nicht die gesamten essentiellen Aminosäuren enthält. Lopino weist alle acht essentiellen Aminosäuren auf, wobei lediglich das Tryptophan in kleiner Menge enthalten ist. Tryptophan wiederum ist außer in tierischen Produkten auch in zahlreichen Gemüsearten enthalten.

Die Stoffwechselendprodukte der Proteine werden in Form von Stickstoffverbindungen hauptsächlich über den Urin ausgeschieden. Hauptstickstoffverbindungen sind Harnstoff, Ammoniak, Harnsäure und Kreatinin. Die jeweiligen Mengen sind von der Nahrungsaufnahme abhängig.

Um diesen Verlust zu ersetzen, empfiehlt die Deutsche Gesellschaft für Ernährung (DGE) für Erwachsene eine tägliche Zufuhr von 0,8 g Eiweiß pro kg Körpergewicht. Ein 70 kg schwerer Mann müßte demnach täglich 56 g Eiweiß zu sich nehmen. Der tatsächliche Bedarf liegt aber nur zwischen 35 bis 45 g. Er errechnet sich durch den Abbau von Zellgewebe, wobei ein Teil der beim Abbau von Eiweiß anfallenden Aminosäuren vom Körper wiederverwendet werden kann. Für die Berechnung dient die Stickstoffbilanz, die über den Urin feststellbar ist, als Grundlage.

Die tägliche Eiweiß-
aufnahme ist weit
höher als erforderlich

Die DGE hat bei ihrer Ermessungsgrundlage noch eine erhebliche »Sicherheitsspanne« einkalkuliert. Sie dient als Reserve, falls der Eiweißbedarf aufgrund von mehr Sport, Streß oder Verletzungen höher als normal ist. Doch selbst diese »großzügige« Empfehlung liegt weit unter der tatsächlichen Eiweißaufnahme. In Deutschland nimmt jeder Erwachsene inzwischen täglich durchschnittlich 100 g Nahrungseiweiß zu sich, von dem $^1/_3$ pflanzlichen und $^2/_3$ tierischen Ursprungs sind.

67

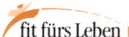
Besonders in den letzten Jahrzehnten ist der Konsum tierischer Lebensmittel stark angestiegen. Nicht nur der Geschmack und der ernährungsphysiologische Wert spielen beim Kauf eine Rolle, sondern auch das Prestige. Nach dem Krieg war Fleisch knapp und teuer. Mit zunehmendem Aufschwung konnte sich die Durchschnittsbevölkerung zunehmend Fleischprodukte leisten. Das ist leider nicht ohne gesundheitliche Folgen geblieben. Heute trägt besonders der übermäßige Verbrauch an Fleisch- und Wurstwaren, der nicht zuletzt durch Werbeaussagen wie »Fleisch ist ein Stück Lebenskraft« forciert wird, zusammen mit dem Verzehr weiterer tierischer Lebensmittel wie Milchprodukte, Eier etc. zu einer überhöhten Aufnahme von Fett, Cholesterin und Purinen bei und ist eine entscheidende Ursache für die Entstehung ernährungsabhängiger Krankheiten. Der Anteil von Fleischprodukten macht rund 36% der Gesamtproteinaufnahme aus, die im Bevölkerungsdurchschnitt 200% über der empfohlenen Menge liegt. Dementsprechend könnte in einer gesunden Ernährung auf Fleisch verzichtet werden, wobei der Eiweißgehalt pflanzlicher Lebensmittel dennoch weit über der Empfehlung der DGE liegen würde. Es ist zumindest ratsam, den Verzehr tierischer Lebensmittel einzuschränken und sie bewußter in die Ernährung einzubauen.

Nur Bakterien können das wichtige Vitamin B_{12} aufbauen

Vitamin B_{12}

Vitamin B_{12} (Cobalamin) ist ein für den menschlichen Organismus unentbehrlicher Nährstoff. Es ist der einzige bekannte Nährstoff, der das Atom Kobalt als Grundbaustein enthält, daher der Name »Cobal-amin«. Kobalt ist im Zusammenhang mit Strahlentherapie bekannt – jenes hat al-

68

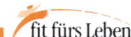

lerdings eine andere Wertigkeit. Vitamin B_{12} ist wasserlöslich und empfindlich gegenüber starken Säuren und Basen, aber auch gegenüber Lichteinwirkung und Sauerstoff. Vitamin B_{12} liegt in der Nahrung als Vitamin-Protein-Verbindung vor. Es wird im Magen freigesetzt und kann sich dann mit dem sogenannten Intrinsic-Faktor verbinden, der in Form eines Glykoproteins von der Magenschleimhaut abgegeben wird. Ohne den Intrinsic-Faktor kann Vitamin B_{12} seine Wirkung nicht entfalten.

Nur Bakterien sind in der Lage, dieses wichtige Vitamin aufzubauen, höhere Pflanzen oder Tiere können das nicht. Von Bedeutung ist die Vitamin-B_{12}-Synthese durch Bakterien im Verdauungstrakt von Tieren, insbesondere von Wiederkäuern. Da die Speicherung in der Leber, aber auch in anderen Innereien erfolgt, weisen diese Tierprodukte einen besonders hohen Gehalt an B_{12} auf. Ihr Verzehr ist heutzutage allerdings aufgrund gleichzeitiger Speicherung von zahlreichen Giften nicht empfehlenswert. Im menschlichen Darm wird ebenfalls Vitamin B_{12} synthetisiert. Von diesen Mengen kann dem Organismus jedoch nur ein sehr kleiner Teil zur Verfügung gestellt werden, der den Bedarf in der Regel nicht deckt.

Sauer eingelegte Gemüse enthalten Spuren von B_{12}

Auch in pflanzlichen Lebensmitteln, die in Gemeinschaft mit Bakterien vorkommen, kommt das Vitamin B_{12} in geringen Mengen, allerdings in inaktiver Form, vor. Sauer eingelegte Gemüse, die durch Bakterien vergoren wurden, enthalten ebenfalls Spuren von B_{12} – das gleiche gilt für Bier. Alle Hülsenfrüchte, in deren Wurzelknöllchen Bakterien wachsen, liefern geringe Mengen des Vitamins. Eine erstaunliche Ausnahme bildet das Süßlupineneiweiß. Mit bis zu 14,2 µg/100 g verzehrbarer Anteile enthält es

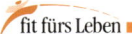
ein Vielfaches an aktivem Vitamin B_{12} der meisten tierischen Lebensmittel. Bei einem Vergleich mit Rinderfilet (2,0 µg/100 g verzehrbarer Anteile), Leberpastete (3,1 µg/100 g verzehrbarer Anteile), allen Milchsorten (0,4 µg/100 g verzehrbarer Anteile) und Emmentaler Käse (2,2 µg/100 g verzehrbarer Anteile) erweist sich das Süßlupineneiweiß als eine außerordentlich reichhaltige pflanzliche Vitamin-B_{12}-Quelle.

Vitamin-B_{12}-Vorkommen in der Nahrung

Vitamin-B_{12}-reiche Nahrungsmittel verzehrbarer Anteil	Vitamin-B_{12}-Gehalt in µg/100g
Leber (Kalb)	60,0
Leber (Schwein)	39,0
Makrele	9,0
Miesmuscheln	8,0
Lopino	**3,7–14,2**
Lachs	3,0
Magerquark	0,83
Speisequark, 20% F.i.Tr.	0,62
Emmentaler Käse	0,6
Kuhmilch, 3,5% Fett	0,42

Aufgaben des Vitamins B_{12}

Ohne das Vitamin B_{12} können zahlreiche enzymatische Reaktionen nicht ablaufen, das Vitamin dient als Co-Faktor. Im Aminosäure-Stoffwechsel dient es zur Herstellung der essentiellen Aminosäure Methionin. Auch bei vielen Prozessen des Fettstoffwechsels in der Zelle fungiert Vitamin B_{12} als Koenzym.

70

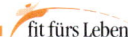
Folsäure wird erst durch Vitamin B_{12} in seine aktive Form verwandelt. Wie B_{12} ist sie an zahlreichen enzymatischen Prozessen beteiligt und spielt eine zentrale Rolle für den Aufbau von DNS beim Zellwachstum. Wie schnell sich unsere Zellen spalten und vermehren, hängt vom Vitamin B_{12} ab. Vitamin B_{12} ist darüber hinaus neben anderen Stoffen für die Gesundheit der Nervenzellen verantwortlich. Es ist erforderlich für den Aufbau von Myelin, der schützenden Schicht für viele periphere Nervenstränge, Rückenmark und Gehirn.

Der erwachsene Mensch hat einen Vitamin-B_{12}-Vorrat von 2–5 mg im Körper. Mehr als die Hälfte davon wird in der Leber gespeichert. Ehe der Vorrat erschöpft ist, vergehen mehrere Jahre, wenn keinerlei Vitamin B_{12} mehr zugeführt wird. Danach kann es bei strengen Vegetariern (Veganer) zu Vitamin-B_{12}-Mangelerscheinungen kommen.

Vitamin-B_{12}-Mangel

Ein Vitamin-B_{12}-Mangel führt zu Beeinträchtigungen von fast sämtlichen Zellen des Organismus. Die Symptome machen sich bevorzugt am blutbildenden System, dem Nervensystem und der Mund-Rachen-Schleimhaut bemerkbar.

Strenge Vegetarier können einen B_{12}-Mangel erleiden

71

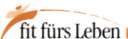
Auswirkungen eines Vitamin-B$_{12}$-Mangels

Blut
- Anämie (Blutarmut) und dadurch
  - Müdigkeit
  - geringere Konzentrations- und Leistungsfähigkeit
  - Kurzatmigkeit
  - Schwächung des Immunsystems
  - Blutgerinnungsstörungen

Verdauungssystem
- Entzündungen der Mundschleimhaut, eingerissene Mundwinkel
- Entzündungen im Verdauungstrakt
- rauhe Zunge
- geringere Nährstoffaufnahme
- Verstopfung, Appetitlosigkeit
- Gewichtsverlust

Nervensystem

peripheres Nervensystem
- unsicherer Gang
- Kribbeln und Taubheit an Händen und Füßen
- verminderte Koordination der Muskulatur
- Verlust des Tastsinns

zentrales Nervensystem
- Verwirrung
- Gedächtnisstörung
- Aggressivität/Erregungszustände
- psychische Störungen/Depressionen

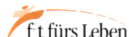
- Magen-Darm-Erkrankungen, die mit einer Verminderung der Aufnahme von Vitamin B_{12} einhergehen
- altersbedingte verminderte Abgabe des Intrinsic-Faktors aus der Magenschleimhaut
- Alkoholmißbrauch mit Leber- und Magenschädigung
- Lebererkrankungen
- Rauchen
- Einnahme von Verhütungsmitteln (Pille) und anderen Medikamenten
- Schwangerschaft und Stillzeit. Bei niedrigem Vitamin-B_{12}-Speicher und ungünstiger Konstellation kann es durch den erhöhten Bedarf zu einem Mangel kommen.
- strenge vegetarische Ernährung. Menschen, die alle Tierprodukte meiden (Veganer), können bei ungünstiger Konstellation einen Vitamin-B_{12}-Mangel entwickeln. In der Regel ist bei Veganern der Cobalamingehalt im Blutserum sehr niedrig, sie haben jedoch selten Mangelerscheinungen. Der Grund hierfür liegt wohl im Verzehr von Wurzelgemüse, Hülsenfrüchten, milchsauren Gemüseprodukten, evtl. auch durch bakterielle Verschmutzung der Lebensmittel und durch die Mund- und Darmflora, letzteres bedingt durch zumeist hohe Aufnahmen von Ballaststoffen.
Ballaststoffe binden mehr Feuchtigkeit im Darm und verbessern dadurch das Milieu für das Wachstum von Mikroorganismen. Ein kleiner Teil des dadurch im Dickdarm entstehenden Vitamins B_{12} kann offenbar vom Körper verwendet werden. Der allergrößte Teil ist jedoch unwirksam.

Ursachen eines
Vitamin-B_{12}-Mangels

73

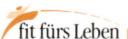
In Indien beispielsweise tritt trotz vorwiegender vegetarischer Ernährung selten ein Vitamin-B_{12}-Mangel auf. Es traten erst Erkrankungen auf, nachdem viele Inder nach Großbritannien auswanderten, wo sie mit der besseren hygienischen Lebensmittelqualität westlicher Industrieländer konfrontiert wurden. In Indien hatten die Ausscheidungen von Insekten und bestimmten Bakterien auf Gemüse und Obst sowie das weniger gründliche Waschen der Früchte die Bevölkerung mit genügend Vitamin B_{12} versorgt.

Bei Babys sollte eine vegetarische Ernährung vorsichtig eingeführt werden

Vorsicht ist geboten bei Babys und Kleinkindern, deren Eltern sich vegan ernähren und auch ihre Kinder vegan ernähren möchten. Ständige ärztliche Kontrollen sind hier notwendig, um schwere Entwicklungsschäden zu vermeiden. Lopino-Eiweiß bietet in diesen Fällen eine gute Vitamin-B_{12}-Quelle. Da Lopino-Eiweiß rein vegetarischer Natur ist, aber einen hohen Anteil von wirksamem Vitamin B_{12} besitzt, kann es bei regelmäßiger Beigabe zur Babykost nicht zu Mangelerscheinungen kommen. Tierische Lebensmittel als Vitamin-B_{12}-Quelle sind bei einer Ernährung mit Lopino überflüssig.

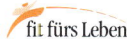
Nährwerte im Vergleich (pro 100 g verzehrbarer Anteil)

Produkt	Quark 40% F.i.Tr.	Quark 20% F.i.Tr.	Magerquark	Tofu	Lopino
kcal/kj	160/670	110/458	73/304	76/318	178/750
Eiweiß g	11,1	12,5	13,5	9,0	18
Fett g	11,4	5,1	0,3	4,3	5,28
Kohlenhydrat g	3,3	3,4	4,0	3,0	5,08
Kalium mg	82	87	95	–	40
Natrium mg	34	35	40	6	10,0
Magnesium mg	10	11	12	–	36,7
Eisen mg	0,3	0,4	0,4	1,7	5,4
Phosphor mg	187	165	160	107	830
Kalzium mg	95	85	92	146	59,2
B_1 mg	0,03	0,04	0,04	0,02	0,08
B_2 mg	0,24	0,24	0,24	0,24	0,24
B_{12} mg	–	–	–	–	0,37

– = keine Angabe   mg = Milligramm

Mit Lopino gegen Eisenmangel

Lopino ist nicht nur sehr reich an aktivem Vitamin B_{12}, sondern auch besonders eisenhaltig. Eisenmangel ist der häufigste Grund für eine Blutarmut, denn Eisen ist Bestandteil des roten Blutfarbstoffs, dem Hämoglobin, und somit unerläßlich für den Sauerstofftransport im Körper. Wenn nicht genügend Sauerstoff durch fehlendes Eisen transportiert werden kann, wird der gesamte Organismus beeinträchtigt. Müdigkeit, Leistungsabfall, Konzentrationsschwäche sind meistens die spürbaren Symptome. Des weiteren wird die Haut blaß und spröde, das Haar brüchig und glanzlos, die Infektanfälligkeit steigt. An den Fingernägeln können Rillen und löffelartige Einbuchtungen entstehen. Während der Schwangerschaft kann ein Eisenmangel sogar zu Frühgeburten führen.

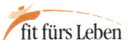
> **Wie Eisenmangel entsteht**
> - bei unzureichender Zufuhr über die Nahrung
> - bei hohen Verlusten durch Blutungen
> - bei zu hoher Zufuhr von Phosphaten (Cola-Getränke, Süßigkeiten), Gerbstoffen (Tee, Kaffee) und Phytinsäure (Getreide)
> - durch Nierenerkrankungen
> - durch Schwermetallvergiftungen

Der Eisenbedarf steigt während der Schwangerschaft und Stillzeit

Während der Schwangerschaft und Stillzeit besteht ein erhöhter Eisenbedarf. Säuglinge, die mit Kuhmilch ernährt werden, verlieren vermehrt Eisen über den Stuhlgang. Bei einer ungünstigen Konstellation kann es zu Entwicklungsstörungen kommen.

> **Die empfohlene tägliche Zufuhr von Eisen beträgt**
> - bei Männern 10 mg
> - bei Frauen 10–15 mg
> - während der Schwangerschaft und Stillzeit bis 30 mg

Eisen kann in mehreren Wertigkeitsstufen vorliegen, d.h. zwei- und dreiwertig (Fe^{2+} und Fe^{3+}). Das an Hämoglobin (auch im Tierkörper) gebundene Eisen ist zweiwertig und kann daher gut absorbiert werden. In den meisten pflanzlichen Lebensmitteln kommt Eisen in anorganischer Form vor und ist nur zu 1–4% absorbierbar. Das Eiweiß der Lupine schlägt jedoch auch hier aus der Art. Insgesamt enthält Lopino 5,4 mg zweiwertiges Eisen pro 100 g. Davon liegt bereits fast ein Drittel in zweiwertiger Form vor und ist somit leicht vom Körper verwertbar, was es besonders wertvoll macht.

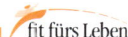
4. Der Einfluß von tierischem Eiweiß auf Krankheiten

Die körpereigenen Abwehrsysteme und das System der Nährstoff-Eiweißtransporte und -Speicherung arbeiten in einem gesunden Organismus reibungslos nebeneinander. Wenn aber Eiweiß im Körper nicht vollständig abgebaut und dessen Stoffwechselendprodukte nicht ausreichend ausgeschieden werden können (Schwäche der Eiweißabbau- und Eiweißausscheidungs-Enzyme), eine Eiweißüberernährung und ein Überschuß von Fremdeiweiß über einen langen Zeitraum zugleich auftreten, dann behindern sich beide Systeme. Eiweißspeicherkrankheiten sind die Folge. In den meisten Fällen genügt bereits ein tierisches Eiweißfasten in Verbindung mit einer gesunden Ernährung, um die Gesundung einzuleiten. Ärzte, die Lopino in solchen Fällen empfohlen haben, berichten von eindrucksvollen Erfolgen (siehe die Fallbeispiele auf S. 87-89).

Allergien

Nahrungsmittelallergien sind weit verbreitet und nehmen leider weiterhin zu. Es handelt sich um Abwehrreaktionen des Immunsystems gegen bestimmte Nahrungsmittel oder deren Bestandteile. In den meisten Fällen liegen Eiweißallergien vor. Sie werden verursacht durch einen unvollständigen Abbau von Nahrungseiweiß zu Aminosäuren. Die allergischen Reaktionen können sich sehr unterschiedlich im Bereich der Haut, der Atemwege und des Magen-Darm-Traktes entwickeln. Die Symptome reichen von der leichten Hautreizung bis zu dem unter Umständen tödlichen anaphylaktischen Schock. Die häufigsten Nahrungsmittelallergien werden durch Kuhmilch, Hühnereier und Fisch verursacht. Abgestillte Säuglinge, die mit Kuhmilch ernährt werden, sind besonders häufig von Eiweißaller-

Am häufigsten sind Betroffene gegen Eiweiß allergisch

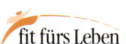

gien betroffen, da ihre Fähigkeit, Fremdeiweiß vollständig abzubauen, noch nicht voll entwickelt ist.[8]

Allergieauslösende Nahrungsmittel	
Nahrungsmittel	% der Fälle
Kuhmilch	41
Hühnerei	34
Fisch	11
Obst	4,2
Hülsenfrüchte	2,5
Pferdefleisch	1,7
Fleisch	1,3
Gemüse	1,2
Zwiebeln	1,0

Soja-Allergien sind sehr schwer zu identifizieren

Auch Leguminosen können zu den allergieauslösenden Nahrungsmitteln gehören. Soja-Allergien sind allerdings schwer zu diagnostizieren und zu behandeln. Da Sojaproteine inzwischen zahlreichen Lebensmitteln hinzugegeben werden, ist es nahezu unmöglich, das verantwortliche Allergen zu isolieren. Sojaproteine befinden sich in Wurstwaren, Brot, Backwaren, Pralinen, Suppen, Saucen, Margarine, Brühwürfeln und sogar in Salaten.

Allergische Reaktionen, die allein auf den Verzehr von Lopino-Produkten zurückzuführen sind, sind in Deutschland nicht bekannt. Ein eventuell erhöhtes Allergierisiko durch den Verzehr von Lupinensamen oder ihrer Abkömmlinge versuchten die Wissenschaftler *Feldmann* und *Gross* vom Institut für Humanernährung und Lebensmittelkunde der Universität Kiel in Zusammenarbeit mit der Deutschen Ge-

[8] *Ralf Moll, Ute Schain-Emmerich, »Natürliche Nahrung für mein Baby«*

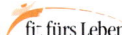
sellschaft für Technische Zusammenarbeit (FTZ) in Eschborn durch eine Studie in Peru herauszufinden. Die über mehrere Jahre laufende Untersuchung konnte kein erhöhtes Allergierisiko feststellen.

Lopino eignet sich daher sehr gut für eine Ernährung bei Allergien gegen tierisches Eiweiß und Sojaprodukte. Solche Allergiker sollten Fertigprodukte vermeiden und bei der Zubereitung ihrer Nahrung auf naturbelassene Zutaten und Rohstoffe achten.

Lopino ist eine Eiweißalternative bei Allergien gegen Eiweiß

Arteriosklerose

Die Arteriosklerose ist die häufigste krankhafte Veränderung der Arterien. Sie beruht auf chronischen Umbauvorgängen an den Gefäßwänden und führt zu Verhärtung, zum Verlust der Elastizität und zu Verengungen der Gefäße. Bereits im Kindesalter können derartige Prozesse beginnen, deren Symptome sich jedoch erst im Erwachsenenalter zeigen. Bei Arteriosklerose findet ein allmählicher Umbau der inneren Wandschicht der Arterien statt. Blutfette und andere Blutbestandteile werden herdförmig in der Arterienwand abgelagert. Daraus resultieren Wandschädigungen, die bei einer gesünderen Ernährungs- und Lebensweise durchaus wieder abheilen können.

Ausgelöst werden die arteriellen Veränderungen durch mechanische Reize wie Druck und Turbulenzen im Blutfluß, durch von außen zugeführte bzw. vom Körper selbst produzierte Gifte, durch Prozesse des Immunsystems wie Ablagerung von Antigen-Antikörper-Komplexen, durch zuviel Cholesterin im Blut, Bluthochdruck, Entzündungen, Nikotin, Streß, zu hohe Blutfette, Diabetes mellitus

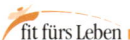

(Zuckerkrankheit) und genetische Faktoren. Auch Gicht, Übergewicht und Bewegungsmangel spielen eine Rolle. Die Vielzahl der Faktoren beweist, wie eng die Geschehnisse im Organismus miteinander verknüpft sind. Arterien durchziehen den gesamten Körper, und belastetes Blut kann in jedem Organ krankhafte Veränderungen bewirken.

Die meisten Menschen ernähren sich zu fett und zu eiweißreich

Die Qualität unseres Lebenssaftes Blut wird maßgeblich durch die Art unserer Ernährung beeinflußt. Die meisten Menschen ernähren sich zu fett und zu eiweißreich, sie nehmen zu wenig Ballaststoffe und frisches Obst und Gemüse zu sich. Lebensmittel tierischer Herkunft sind besonders fett- und eiweißreich und stellen damit Risikofaktoren für zahlreiche Krankheiten dar.

Der Mediziner *Prof. Dr. Lothar Wendt* sieht die Ursachen aller hier dargestellten Krankheitsbilder in einem überhöhten (tierischen) Eiweißkonsum und bezeichnet sie darum als Eiweißspeicherkrankheiten. Die im folgenden hinsichtlich des Eiweißes beschriebenen Prozesse gründen sich auf seine Arbeit.[9]

Der Nährstoffaustausch erfolgt über das Blut durch die feinen Haargefäße, die Kapillaren. Nährstoffe wie Wasser, Zucker, Sauerstoff usw. müssen durch die Kapillarwände hindurchsickern, um die Zellen zu ernähren. Bei einem erhöhten Eiweißanteil im Blut können die Zellen der Kapillarwände das Eiweiß zu Kollagen umbauen und es an den Wänden ablagern. Der Nährstoffaustausch wird so behindert, und die Zellen können nicht ausreichend ernährt,

---

[9] *Wendt, Lothar, »Gesund werden durch Abbau von Eiweißüberschüssen«*

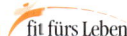
Stoffwechselschlacken nicht genügend abtransportiert werden. Auch im Zwischenzellgewebe, ein immer noch relativ unerforschtes Terrain, können Nahrungseiweiße zurückbleiben. Was ist der Grund hierfür?

Die ernährungsbedingte Arteriosklerose ist das Endglied einer Entwicklungskette, die beim gesunden Menschen mit Überernährung beginnt. Normalerweise werden die überschüssigen Nährstoffe im Unterhautbindegewebe gespeichert, wo sie aber als Übergewicht die Gesundheit erstmal nicht schädigen. Erst als Ablagerungen in den Gefäßen und im Zwischenzellgewebe werden sie gefährlich. Der Grund hierfür liegt nach *Prof. Wendt* in der unterschiedlichen Fähigkeit des menschlichen Organismus, große Mengen Eiweiß zu Harnstoff umzubauen. Wo dies nicht vollständig gelingt bzw. der enzymatische Eiweißabbau gestört ist, kommt es zu den beschriebenen Speicherungen und damit zu ungenügender Versorgung wichtiger Organsysteme. Die Arteriosklerose verursacht die Hälfte aller Sterbefälle der westlichen Welt, allen voran der Herzinfarkt, dessen Rate in den letzten Jahrzehnten um das 20fache gestiegen ist.

Überschüssiges Eiweiß lagert sich in den Gefäßen ab

Das cholesterinfreie Lopino mit seinem hohen Anteil an gesunden einfach und mehrfach ungesättigten Fettsäuren könnte anstelle von tierischem Eiweiß einen wesentlichen Beitrag zur Gesunderhaltung von Gefäßen leisten.

Rheumatische Erkrankungen

Mit dem Begriff »Rheuma« werden zahlreiche Krankheitsbilder umschrieben, die das Binde-, Stütz- und Muskelgewebe betreffen. In der Medizin wird vom »rheumatischen

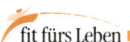
Fremdeiweiße verstopfen und entzünden die Gewebe

Formenkreis« gesprochen. Rheuma bezeichnet alle Schmerzen und funktionellen Beeinträchtigungen, die an Gelenken, Sehnen, Bändern, Schleimbeuteln, Muskeln oder Nerven bestehen. Etwa vier Millionen Menschen in Deutschland sind von Rheuma betroffen. Rheumatische Krankheiten verlaufen überwiegend chronisch. Man unterscheidet folgende Hauptgruppen:

1. Entzündliche Gelenk- und Wirbelsäulenerkrankungen
- rheumatoide Arthritis, auch Polyarthritis (Pcp) genannt
- Bechterew (Entzündung des Bindegewebes mit fortschreitender Verkalkung der Zwischenwirbelkörper)
- rheumatisches Fieber
- Kollagenkrankheiten (Eiweißablagerungen im Zwischenzellgewebe)

2. Degenerative rheumatische Erkrankungen
- Arthrose (Degeneration von Gelenkknorpel)
- Chondrose (Degeneration der Zwischenwirbelscheiben)
- Spondylose (Arthrose der Wirbelkörper)

3. Weichteilrheumatismus
- Sehnenscheidenentzündung
- Tennisellenbogen
- Schleimbeutelentzündung
- Muskel- und Nervenentzündung

Folgen rheumatischer Erkrankungen sind häufig schmerzhafte Bewegungseinschränkungen, Versteifung von Gelenken, Beeinträchtigung der Arbeitsfähigkeit und Frühinvalidität. Die Ursachen dieser Erkrankungen sind in der

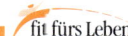
Medizin weitgehend unbekannt. Geklärt scheint nur die Ursache des akut-entzündlichen Gelenkrheumatismus bzw. des »rheumatischen Fiebers« zu sein. Es gilt als sicher, daß bestimmte Streptokokken (Bakterien) nach Krankheiten wie z.B. Scharlach oder eitriger Mandelentzündung oder aus versteckten infektiösen Herden im Körper eine infektionsallergische Entzündung bilden. Die durch das Eindringen von Fremdeiweiß, das nicht restlos abgebaut werden konnte, entstandenen Antigen-Antikörper-Komplexe (Zusammenballungen) verstopfen nicht nur, sondern entzünden auch die Gewebe. Sie verursachen Gelenkrheumatismus an den Gelenken, Kapillarentzündungen an den Gefäßwänden, die sich z.B. in Form von Nieren- oder Netzhautentzündung äußern. Bei Viren als Auslöser kommt es zu Polyarthritis an den Gelenken, im Zwischenzellgewebe als chronische Entzündung mit Zellzerstörung.

Auch überschüssige Säurebildung, u.a. hervorgerufen durch zuviel Tiereiweiß, wirkt reizend auf das Körpergewebe und leistet Entzündungen Vorschub. Neben seinen bereits genannten Vorzügen ist pflanzliches Eiweiß wie Lopino basenbildend. Zusammen mit häufigen Salat- und Gemüsemahlzeiten, die auch basenüberschüssig sind, hilft Lopino, den Säure-Basenhaushalt des Organismus zu regulieren und Reizzustände abzubauen. Ein wichtiger Aspekt bei der Therapie rheumatischer Erkrankungen.

Lopino ist ein basenbildendes Nahrungsmittel

Gicht

Gicht wurde früher als eine Krankheit der Reichen bezeichnet, weil nur sie es sich leisten konnten, häufig und in großen Mengen Fleisch zu verzehren, sich üppig zu

83

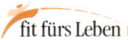
ernähren und viel Alkohol zu trinken. Heutzutage ist diese Erkrankung leider fast eine Zivilisations- und Wohlstandskrankheit. Bei Gicht (Hyperurikämie) handelt es sich um eine Stoffwechselerkrankung aufgrund eines Enzymdefektes im Purin- bzw. Harnsäurestoffwechsel. Purine sind Bausteine der in Zellkernen enthaltenen Eiweißstoffe. Sie entstehen insbesondere beim Abbau von DNA (Desoxyribonukleinsäure, Träger der Erbinformation im Zellkern), die sehr viele Zellkerne enthalten, wie dies bei inneren Organen der Fall ist. Tierische Innereien (Leber, Nieren, Herz) enthalten besonders viele Purine.

Gicht entsteht durch einen Enzymdefekt im Purinstoffwechsel

Purine werden von außen mit der Nahrung zugeführt oder durch Zellabbau im Stoffwechsel gebildet. Beim Abbau von Purinen entsteht Harnsäure. Harnsäure ist eine schwer lösliche Säure, die bei erhöhter Konzentration im Blut und in den Körpersäften als kristallines harnsaures Salz ausfallen kann. Der größte Teil der Purine wird über die Nieren, ein kleinerer Teil über den Darm ausgeschieden.

Der Harnsäuregehalt im Blut liegt bei Männern bei 5 µg%, bei Frauen zwischen 4–4,5 µg%. Übersteigt der Gehalt eine Konzentration von über 6,5 µg%, besteht die Möglichkeit, daß sie in Form von Natriumurat-Kristallen ausfällt. Sie lagern sich dann insbesondere im Knorpelgewebe (Gelenke, Nase, Ohr), an Muskelsehnen und Schleimbeuteln sowie im Bindegewebe ab. Die Ablagerungen rufen sehr schmerzhafte entzündliche Reaktionen hervor. Meist sind zunächst das Großzehen- oder das Daumengrundgelenk betroffen.

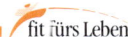
Die Intervalle der Gichtanfälle werden mit fortschreitender Erkrankung immer kürzer. Es kommt zu bleibenden Gelenkschäden (Gelenkversteifungen und Deformationen) und teilweise auch zu schweren Nierenerkrankungen (Gichtniere), verursacht durch die Harnsäurekristalle in den Harnwegen. Schwerste Behinderungen sind die Folge. Häufig tritt Gicht zusammen mit anderen Stoffwechselerkrankungen wie erhöhte Blutfette, Diabetes mellitus (Zuckerkrankheit), Fettleibigkeit und Bluthochdruck auf, die alle Risikofaktoren der Arteriosklerose sind.

Die wahrscheinlich erblich bedingten Enzymdefekte verursachen allein noch keine Erkrankung. Die Entstehung von Gicht wird wesentlich durch eine falsche Ernährung gefördert. Männer erkranken 7–10mal häufiger als Frauen an Gicht, was vermutlich mit dem höheren Konsum von Fleisch zusammenhängt. Gichtanfälle werden durch purinreiche Nahrung, Alkohol, bestimmte Medikamente, aber auch durch mechanische Reize wie z.B. Kälte hervorgerufen.

Bei Gicht empfiehlt sich eine purinarme Ernährung

Lopino ist frei von harnsäurebildenden Purinen und daher der ideale Eiweißträger für Gichtkranke. Die Vermeidung purinhaltiger Lebensmittel ist die wesentlichste und zugleich eine natürliche, nebenwirkungsfreie Methode, um den Harnsäurespiegel im Blut innerhalb des Normbereiches zu halten. Auf diese Weise können Gichtanfälle vermieden werden.

85

Purin- und Harnsäuregehalt von verschiedenen Lebensmitteln

Purine in mg	Lebensmittel (in 100 g)	Harnsäure in mg
purinfrei	Lopino, Eier, Fette, Milch und Milchprodukte, Äpfel, Birnen	harnsäurefrei
	Cornflakes, Gurken, Heidelbeeren, Honig, Kartoffeln, Kohlrabi, Kopfsalat, Marzipan	2,4–12 mg
5–10	Aprikosen, Brötchen, Butterkekse, Champignons, Datteln, Erdbeeren, Himbeeren	12–24 mg
10–20	Blumenkohl, Bohnen, Erbsen, Feldsalat, Graubrot, Haselnüsse, Karotten, Lauch	24–48 mg
20–30	Hummer, Knäckebrot, Spinat, Steinpilze, Weizengrieß	48–72 mg
30–40	Aal, Austern, Ente, Haferflocken, Kaninchen, Schinken	72–96 mg
40–50	Brathuhn, Erdnüsse, Fasan, Gans, Grünkernmehl, Hase, Hecht, Heilbutt	96–120 mg
50–60	Hackfleisch, Kabeljau, Kalbsfilet, Kalbshaxe, Kalbskotelett, Kalbsschnitzel, Kaviar	120–144 mg
60–70	Gerstenmehl, Kalbsschlegel, Karpfen	144–168 mg
70–80	Bückling, Forelle, Huhn, Zunge, Linsen, Ölsardinen, Seelachs, Truthahn	168–192 mg
85	Flunder, Hering	192–216 mg
90–100	Hühnerleber, Sardellen	
100–110	Lachs in Dosen, Leber, Niere, Sprotten (geräu.)	216–240 mg
150	Krabben in Dosen, Sojabohnen getrocknet	360 mg
174	Herz (Rind, Kalb)	418 mg
187	Anchovis	450 mg
199	Miesmuscheln	478 mg
300	Schokolade	648 mg
454	Bries	1090 mg
1458	Fleischextrakt	3500 mg

86

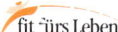
Einige Beispiele aus der Praxis

Dr. med. Theodor Binder

Das Lupinensamen-Produkt Lopino steht von allen Nahrungsmitteln, die eine vollwertige Eiweißernährung auf rein vegetarischer Basis ermöglichen, an erster Stelle. Es enthält keine Zusatzstoffe, z.B. in Form von Vitaminen. Insofern unterscheidet es sich auch vorteilhaft von Sojaprodukten, wie z.B. Tofu. Sojaprodukte, die nicht aus genmanipulierten Sojapflanzen und aus kbA- (kontrolliert-biologischem Anbau) Kulturen stammen, sind übrigens nur noch im Reformhaus bzw. Naturkostladen erhältlich.

Aus den Arbeiten von Professor *Wendt*, Frankfurt am Main, über Arteriosklerose wissen wir, daß die Ursachen in der Überversorgung mit tierischem Eiweiß zu suchen sind. Die Lösung des diätetischen Problems wird durch Lopino ideal gewährleistet. Hierzu einige Beispiele aus meiner internistischen Praxis:

Angina-pectoris-Beschwerden

Ein 65jähriger Mann kam wegen Angina-pectoris-Beschwerden in die Sprechstunde. Das EKG weist auf Myokard-Durchblutungsstörungen hin. Nach relativ kurzem Gehen treten Wadenkrämpfe auf, die zum Ausruhen zwingen. Der Mann ist Nichtraucher, trinkt nur mäßig Alkohol, legt keinen Wert auf Süßspeisen, ißt aber meist zweimal täglich Fleisch und desöfteren zusätzlich Eier.

Behandlung: Für die nächsten drei Monate völliger Verzicht auf Fleisch, Fisch und Eier. Viel Obst und Gemüse und täglich »Lopino natural« in verschiedenen Zubereitungsarten. Zur Verbesserung der Durchblutung bekommt der Patient 1–3mal täglich 1 Kapsel eines Strophanthin-Präparates, bei Herzkrämpfen die entsprechenden Spezialkapseln. Schon nach einer Woche bessert sich

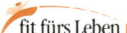
Angina-pectoris-Beschwerden

sein Zustand, nach drei Wochen treten keine pektanginösen Anfälle mehr auf. Nach drei Monaten Behandlungsdauer *kann der Patient beliebig weite Strecken ohne Beschwerden gehen.*

Nierenentzündung

Eine 23jährige Patientin lag wegen einer Lungen-Tuberkulose in einem Schweizer Tb-Sanatorium. Ein massiver Urinbefund (viel Eiweiß, Blut, Eiter) wurde als Nieren-Tuberkulose verkannt. Ihr Zustand verschlechterte sich laufend, und die Kranke wurde in ein Kantonsspital verlegt und von da bald nach Hause entlassen. In Wirklichkeit litt die Patientin an einer Nierenentzündung, deren Behandlung neben anderen Maßnahmen (in diesem Fall wurden homöopathische Mittel mit Neuraltherapie eingesetzt) eine eiweißreiche Kost erfordert. Fleisch lehnte die Patientin ab. Statt dessen nahm sie Lopino-Präparate zu sich: Lopino natur, Lopino-Bratlinge und Lopino-Ravioli. Nach dieser Behandlung und Ernährungsumstellung trat eine rasche Besserung der Beschwerden ein. Nach einigen Monaten war der Urinbefund normal, und die *vorher stark vorhandenen Ödeme waren ganz zurückgegangen.*

Der offiziell angegebene tägliche Eiweißbedarf entspricht nicht den wirklichen Bedürfnissen des menschlichen Körpers. Während der vielen Jahre, die ich mit Naturvölkern zusammengelebt habe, habe ich gesehen, daß diese trotz hoher körperlicher Anstrengungen sich mit weit weniger als der angeblichen Mindestmenge an Eiweiß bester Gesundheit erfreuen. Mangelerscheinungen (bis zu Hungerödemen) treten erst da auf, wo unsere Zivilisation ins Spiel kommt und die natürliche Ordnung (auch der Ernährung) außer Kraft setzt. Es gibt aber Extremfälle, wo das tatsächliche Eiweißminimum erheblich unterschritten wird – wie in der dritten Fallgeschichte.

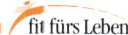

Rohkosternährung

Es handelt sich um ein Ehepaar von 60 und 63 Jahren. Beide waren strenge Vegetarier, die sich zunehmend hauptsächlich von Rohkost ernährten, was bei ihnen zu Mangelerscheinungen führte. Eiweißreiche Früchte wie Nüsse, Avocados usw. standen in nicht ausreichender Menge auf ihrem Speiseplan. Das Ehepaar entwickelte Ermüdungserscheinungen, ein übermäßiges Schlafbedürfnis sowie ein unnatürliches blasses Aussehen. Die Laborwerte ergaben eine Anämie sowie sehr niedrige Serumeiweißwerte. Es war nicht schwierig, die beiden zu einer Änderung ihrer Ernährungsweise zu bewegen und sie von Lopino zur Eiweiß- und Vitamin-B_{12}-Versorgung zu überzeugen. Inzwischen – es sind etwa sechs Monate vergangen – erfreut sich das Ehepaar wieder bester Gesundheit. Sie sind unternehmungslustig, haben wieder Freude am Leben, und die Laborwerte haben sich normalisiert.

Gesündere Ernährung mit pflanzlichem Eiweiß

Die Ernährung beeinflußt alles, was im Körper geschieht. Es gibt keine Zelle, kein Organ und keine Funktion, die nicht mit Hilfe der Ernährung gesteuert wird. Sie erfaßt den ganzen Organismus, insbesondere seine Gesundheitsfunktionen, Stoffwechsel, Kreislauf und das Immunsystem. Mit einer gesunden Ernährung können Stoffwechselstörungen ausgeglichen und beseitigt werden. Die Fließeigenschaften des Blutes und die Blutgefäße können günstig beeinflußt, die Grundregulationen ins Gleichgewicht gebracht und das Immunsystem dadurch gestärkt werden.

Eine gesunde Ernährung besteht aus Lebensmitteln, die so natürlich wie möglich belassen werden, möglichst aus biologisch-kontrolliertem Anbau gekauft und frisch verzehrt

89

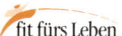
Die richtige Ernährung ist die Grundlage gesunden Lebens

werden. Frisches Obst, knackige Salate, schonend gegarte Gemüse und frische Frucht- und Gemüsesäfte sollten den größten Teil ausmachen.[10] Während der ersten Wochen bei Entsäuerungskuren muß der Schwerpunkt allerdings auf Salaten und Gemüse liegen. Süßes Obst wird im stark übersäuerten Organismus nicht vollständig verstoffwechselt und aufgrund des Zuckergehaltes leicht zu Fuselalkohol vergoren. Saures Obst und säurehaltige Getränke sind ebenfalls zunächst zu meiden, da die Umwandlung der Säuren in basische Valenzen im bereits übersäuerten Organismus behindert ist. Gutes Kauen und langsames Essen sind Voraussetzung für eine vollständige Verdauung und vermeiden Gärungs- und Fäulnisprozesse. Eine tiereiweißarme Kost hilft, Übersäuerung abzubauen. Das Eiweißprodukt der Lupine stellt eine gute Ergänzung dar. Es ist frei von harnsäurebildenden Purinen und dabei besonders bei Gichterkrankungen geeignet und wirkt nicht säurebildend. Achtung: Frittiert oder in Fett gebraten ist auch Lopino ein Säurebildner. Unverarbeitet im Salat oder auch beim Überbacken von Gemüse bleibt die basenbildende Wirkung erhalten.

Ernährungsbedingte Eiweißspeicherkrankheiten können nicht auftreten, solange die Kost rein oder überwiegend pflanzlich ist. Das hängt zum einen damit zusammen, daß der Eiweißgehalt der meisten anderen Lebensmittel sehr gering ist und zum anderen damit, daß das Vorhandensein und die Menge aller acht essentiellen Aminosäuren im Organismus darüber entscheiden, wieviel körpereigenes Eiweiß daraus aufgebaut werden kann. Die Aminosäure mit

[10] *Harvey und Marilyn Diamond, »Fit fürs Leben«; Dr. Norman Walker, »Frische Frucht- und Gemüsesäfte«; Dr. Michael T. Murray, »Das neue Saftbuch«*

90

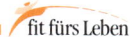
der geringsten Menge setzt den Maßstab. Daher ist es sinn-
voll, bestimmte pflanzliche Lebensmittel so zu kombinie-
ren, daß sie sich mit ihrem Gehalt an Aminosäuren ergän-
zen. Die Ureinwohner Mittel- und Südamerikas haben aus
diesem Grund ihre traditionelle Mischung aus Mais und
Bohnen gewählt.

- Lopino (oder andere Leguminosen) + Weizen
  oder Roggen
- Lopino (oder andere Leguminosen) +Weizen-
  oder Roggenkeime
- Weizen + Erdnuß
- Weizen + Hefe
- Mais + Reiskleie
- Mais + Hefe
- Hafer + Erdnuß

Gute Eiweiß-
kombinationen[1]

Wenn überschüssiges Eiweiß bewußt abgebaut werden
soll, können entsprechend Eiweißkombinationen ohne Ergänzungswert gewählt werden. Eine solche Diät sollte jedoch mit dem Arzt oder Heilpraktiker abgesprochen sein
und nicht allein durchgeführt werden.

- Cerealien + Cerealien
- Cerealien + Kartoffeln
- Cerealien + Soja
- Brot + Gemüse
- Mais + Kartoffeln
- Leguminosen + Kartoffeln
- Leguminosen + Leguminosen

Eiweißkombinationen
ohne Ergänzungswert[12]

[11/12] *Wendt, Prof. Dr. Lothar, »Gesund werden durch Abbau von Eiweißüberschüssen«*

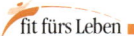
Eine Ernährung mit vorwiegend säureüberschüssigen Lebensmitteln wie Milch- und Getreideprodukten, Eiern, Fleisch und Fisch kann über einen langen Zeitraum zu chronischer Übersäuerung führen.[13] Diese Übersäuerung wird nicht unbedingt im Blutbild sichtbar. Wenn die Pufferkapazitäten des Körpers nicht mehr ausreichen, wird die Säure auch im Binde- und Zwischenzellgewebe eingelagert. Der Körper kann den Säure-Basen-Haushalt auf Dauer nur auf Kosten seiner Mineraldepots aufrechterhalten. Außerdem werden den Knochen wichtige Salze, vor allem Kalziumsalze, zur Pufferung der Säuren entzogen. Die Kalziummangelkrankheit Osteoporose kann sich entwickeln.

Pflanzliche Kost enthält große Mengen an basischen Salzen schwacher Säuren

Pflanzliche Kost enthält große Mengen an basischen Salzen schwacher Säuren und ist daher alkalisch (basisch). Weitere Vorteile der basenüberschüssigen bzw. pflanzlichen Kost sind der hohe Vitaminanteil sowie der höhere Faseranteil. Übrigens: Auch sportliche Bewegung hilft, überschüssige Säuren abzubauen. Durch die verstärkte Atmung wird vermehrt Kohlendioxyd (CO_2) abgeatmet.

Das basenbildende Lopino sollte daher so oft wie möglich anstelle von Tiereiweiß in der Ernährung eingesetzt werden. Lopino ist nicht nur gesund, sondern läßt sich sehr lecker in einer Vielzahl von Rezepten zubereiten. Damit Sie die Vorteile von Lopino in der Küche auch richtig umsetzen können, finden Sie im nächsten Kapitel Anleitungen für köstliche Speisen mit Lopino.

[13] *Dr. Philippe-Gaston Besson, »Dynamisch leben durch Säure-Basen-Gleichgewicht«*

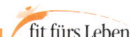

5. Kochen mit Lopino: Feine Kreationen

Die auf den folgenden Seiten vorgestellten Rezepte mit Lopino wurden exklusiv von Küchenchef *Fabian Mielbradt* und seinem Team vom 4-Sterne-Hotel Seeschlößchen Dreibergen am Zwischenahner Meer für dieses Buch ausgewählt und zubereitet. Alle Rezepte eignen sich auch für ungeübtere Köchinnen und Köche hervorragend zum Nachkochen, wobei der Phantasie zur Komposition eigener Gerichte keine Grenzen gesetzt sind.

Aufgrund seiner Beschaffenheit eignet sich Lopino sehr gut für Gerichte mit cremiger Konsistenz. Mit einem Püriergerät oder auch mit der Gabel kann Lopino zerdrückt und cremig verrührt werden. Durch die Zugabe von Öl, Wasser, Milch, Sahne oder Loyu[14] kann Lopino cremig gerührt werden. Lopino läßt sich auch sehr schmackhaft marinieren, dafür wird es in Scheiben oder Würfel geschnitten. In dieser Form eignet es sich als Vorspeise, kleine Zwischenmahlzeit oder als Zutat zu Salaten. Leicht zerbröselt und unpaniert gebraten, verstärkt sich die gelbe Farbe des Lopino und ähnelt bei Zugabe entsprechender Gewürze einem Omelett. Mariniertes Süßlupineneiweiß kann entweder in einem Stück gebraten oder unter Beimengung verschiedener Getreide, Gemüse und Gewürzen zu gesunden und gut schmeckenden Bratlingen verarbeitet werden. Die ernährungsphysiologische Qualität der Gerichte mit Lopino wird durch die Zugabe von Gemüse, Getreide, Ölen und Kräutern verstärkt (Vitamine, Ballaststoffe und ungesättigte Fettsäuren). Mit Lopino läßt sich der Fettgehalt vieler Rezepte reduzieren, so daß man unbeschwert genießen kann. Freuen Sie sich auf einen gesunden Genuß mit den folgenden Rezepten.

Gesunder Genuß mit Lopino-Rezepten

[14] *Loyu ist eine Flüssigwürze aus Süßlupinensamen*

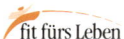
Kartoffelrösti mit Lopino

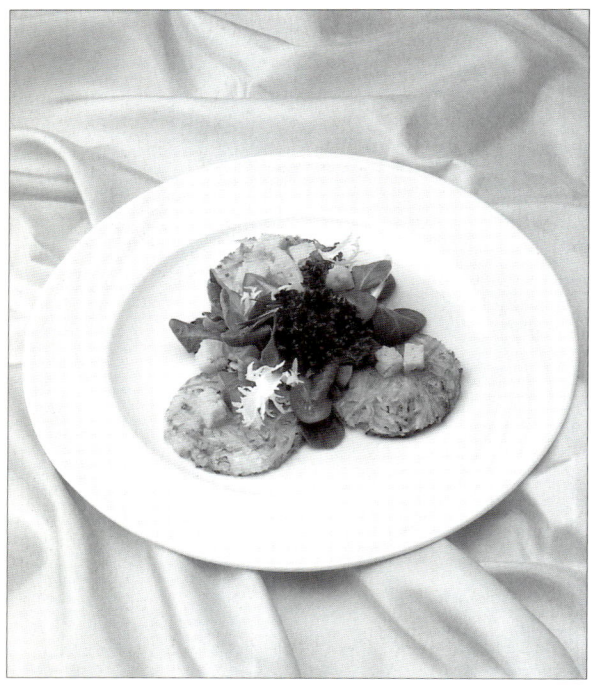

Kartoffelrösti mit Lopino

2 Portionen

1 Zwiebel,
  kleingeschnitten
etwas Öl
8 große Kartoffeln,
  geschält und
  geraspelt
etwas Pfeffer,
Muskatnuß und Salz
einige Tropfen
Zitronensaft
300 g Lopino
  geräuchert,
  zerkleinert

Die Zwiebel in Öl andünsten, die geraspelten Kartoffeln hinzufügen und 10 Minuten unter gelegentlichem Rühren braten lassen. Pfeffer, Muskat (nach Belieben), Salz, Zitronensaft und Lopino hinzufügen und 5-10 Minuten weiterbraten, dabei immer wieder umrühren.

Dazu paßt ein frischer Salat.

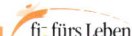

Walnuß-Lopino-Salat

4 Portionen

170 g Lopino natur,
   zerdrückt
1 Tasse geriebene
   Karotten, Äpfel oder
   Sellerie
$^1/_2$ Tasse Rosinen
$^1/_2$ Tasse geröstete
   Walnußsplitter
2 $^1/_2$ EL Loyu oder
   mehr, nach
   Geschmack
$^1/_2$ TL* Reismalz
   oder Honig
1 TL Weißwein
2 EL** Nußmus oder
   Sesam
4 Salatblätter

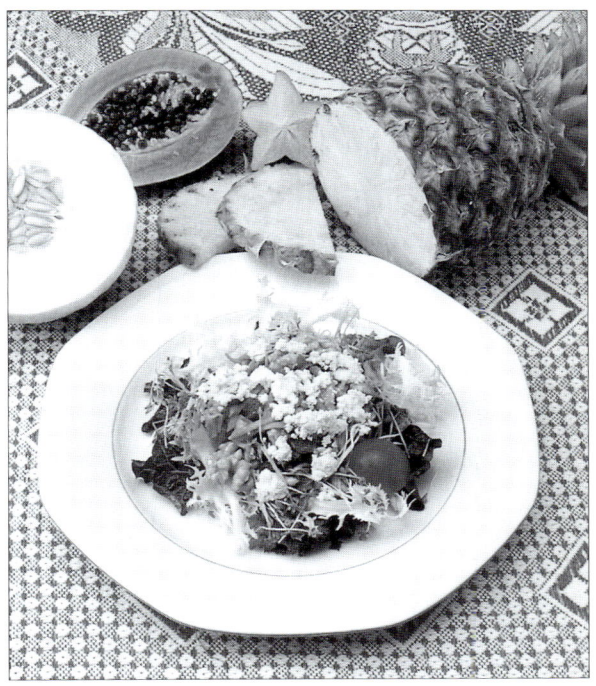

Walnuß-Lopino-Salat

Alle Zutaten gut mischen und auf den Salatblättern anrichten. Schmeckt auch als Brotaufstrich.

* TL = Teelöffel
** EL = Eßlöffel

95

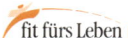
Haferflocken-Lopino-Nockerln

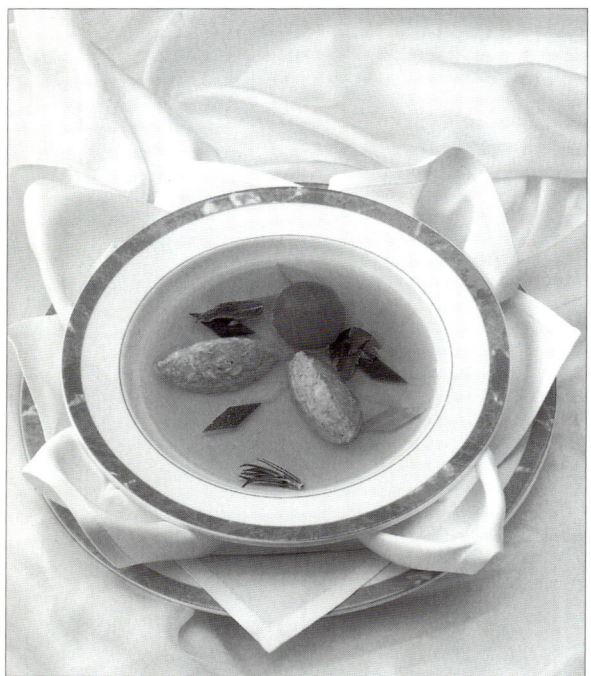

Haferflocken-Lopino-Nockerln

2 Portionen

**250 g feine
   Haferflocken
je 1 Prise Muskatnuß,
   Pfeffer und Paprika
2 TL Currypulver
200 g Lopino natur,
   püriert
3 EL (Mineral-)
   Wasser
1 TL (Kräuter-)Salz
einige Tropfen
   Zitronensaft
2 EL Olivenöl
etwas Mehl**

Haferflocken mit Muskat und Currypulver vermischen, mit Lopino, Wasser und Salz gut verrühren. Zitronensaft, Paprika, Pfeffer und Öl unterrühren. Mit bemehlten Händen aus der Masse kleine Nockerln formen und in heißem Salzwasser oder in heißer Suppe 10 Minuten gar ziehen lassen.

Paßt gut zu Gemüsegerichten oder zu Suppen.

96

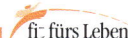
Lopinolaibchen mit Karotten

2 Portionen

1 ¹/₂ Packungen
Lopino geräuchert,
mit der Gabel
zerdrückt
1 Zwiebel, feingehackt
Majoran, Thymian,
Pfeffer und Salz
etwas gehackte
Petersilie
3 EL Sojasauce
einige Tropfen
Zitronensaft
1 mittelgroße Karotte,
feingerieben
6 EL Haferflocken
2–4 EL Pfeilwurzel-
mehl (Kuzu) oder
Speisestärke
etwas Öl

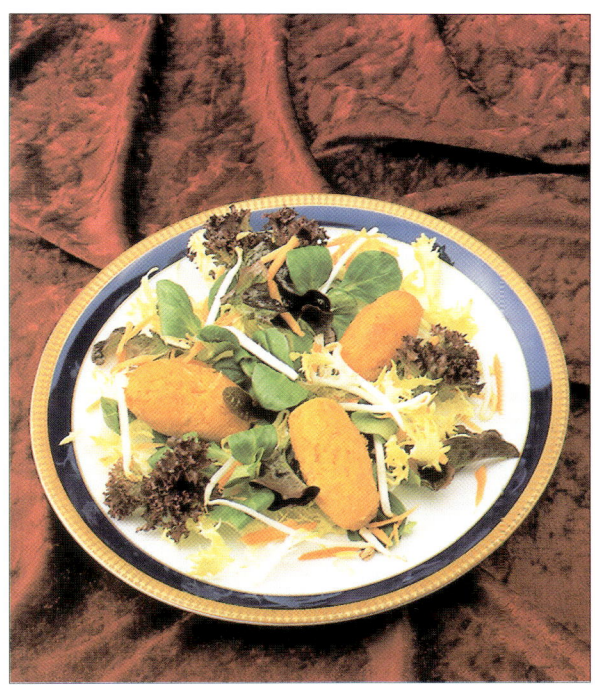

Lopinolaibchen mit Karotten

Alle Zutaten gut vermischen, mit feuchten Händen Laibchen formen und im Öl in der Pfanne oder im Backofen
knusprig backen.

97

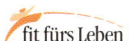

Lopino mit Curry in Pitabrot

6 Portionen

6 Pita-Brote
350 g Lopino natur, zerdrückt
2 Tassen Pilze, in Scheiben geschnitten
2 Tassen Zwiebeln, in Scheiben geschnitten
$^1/_2$ Tasse Karotten, in dünne Halbmonde
** geschnitten**
2 Tassen Weißkohl, gehobelt
2 EL Öl
3 $^1/_2$ EL Margarine
2 EL Mehl
1 TL Currypulver
1 TL Salz
1 Tasse Wasser

Eine große Pfanne erhitzen und mit Öl ausstreichen. Nach-einander Pilze, Zwiebeln, Karotten und Weißkohl jeweils 2 Minuten dünsten. 2 $^1/_2$ Eßlöffel Margarine in einem kleinen Topf zergehen lassen, Mehl darüberstäuben und leicht an-bräunen. Curry und Salz untermischen und unter ständi-gem Rühren Wasser dazugeben. Unter Weiterrühren 1 Mi-nute kochen, dann den Lopino hinzufügen und nochmals 1 Minute kochen. Lopino-Curry-Gemisch und das gedünstete Gemüse in einer großen Schüssel gut vermengen. 1 Eßlöf-fel Margarine in einer Pfanne erhitzen. Die Pita-Brote hal-bieren, nacheinander hineinlegen und jeweils 1–2 Minuten rösten, bis sie schön braun sind. Einige Minuten abkühlen lassen, aufschneiden und mit dem Lopino-Gemüse füllen. Heiß oder kalt servieren.

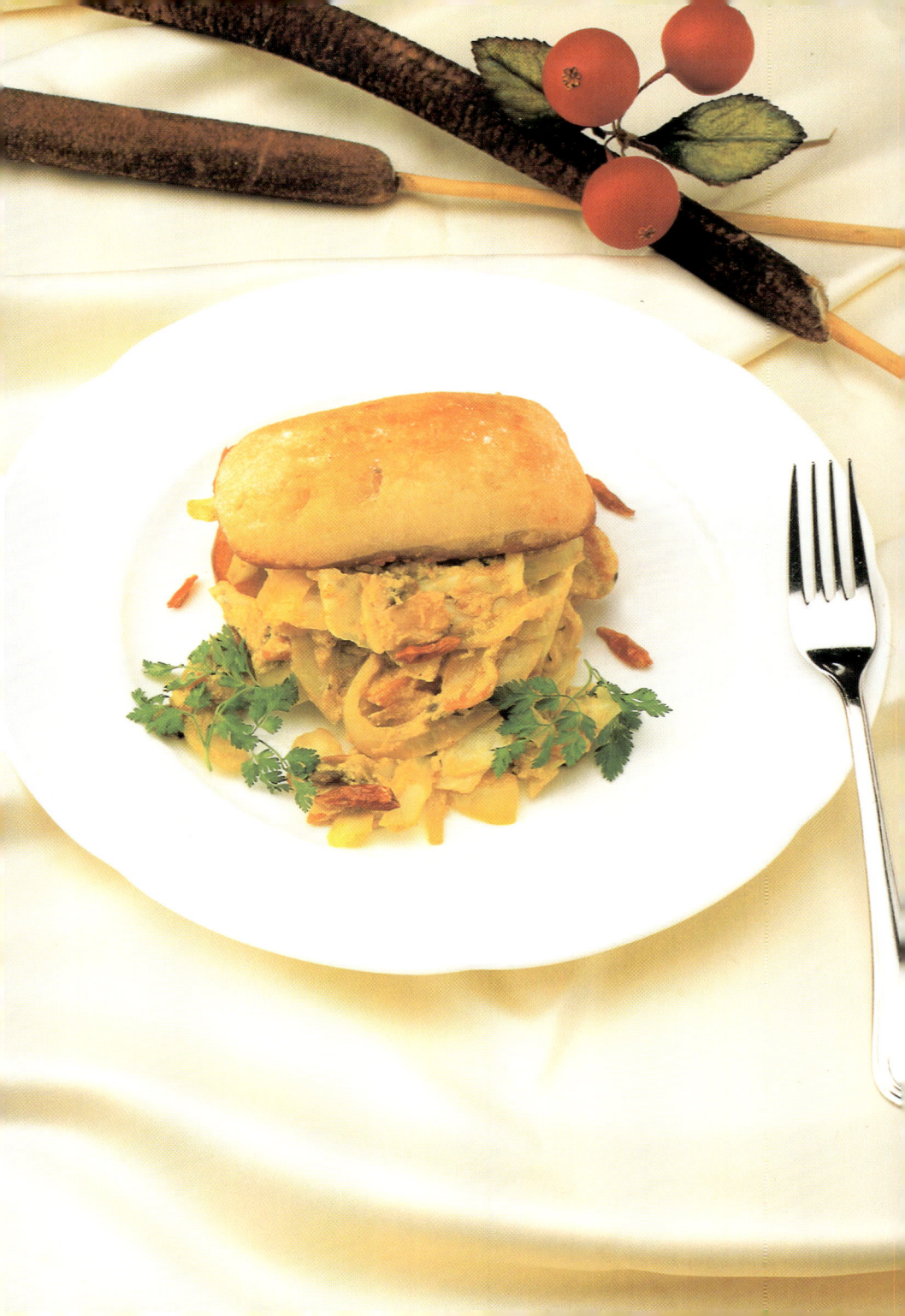

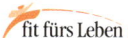
Blattspinat mit Lopino

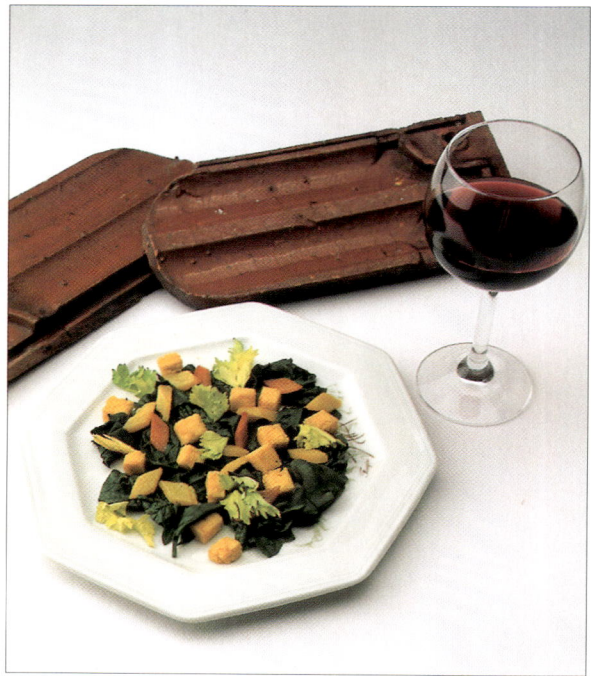

Blattspinat mit Lopino

2 Portionen

**700 g Blattspinat
etwas Öl
250 g Lopino natur, in
Würfel geschnitten
1 rote Chilischote,
gewürfelt
4 Knoblauchzehen,
zerdrückt
etwas Pfeffer, Salz und
Paprika
4 EL Reiswein oder
Apfelsaft**

Spinat 2 Minuten in ko-
chendem Wasser blanchie-
ren, kalt abschrecken und
abtropfen lassen. Öl in einem Wok erhitzen, Lopino
bei starker Hitze gold-
braun braten. Chilischote
und Knoblauch zugeben, dabei häufig umrühren. Pfeffer,
etwas Paprika, Salz, Wein oder Apfelsaft und Spinat dazugeben. Alles nochmals kurz erwärmen und sofort servieren.

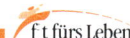

Grün-/Braunkohl mit Lopino

1 mittelgroße Zwiebel
etwas Öl
500 g geschnittener
   Grün-/Braunkohl
200 g Räucherlopino,
   gewürfelt
Loyu (Lupinen-
   würzsoße)
2 Blatt Nori-Alge
   (im Asien-Shop
   erhältlich)

Zwiebel in Öl andünsten, Grünkohl dazugeben und kurz mitdünsten. Etwas Wasser hinzugeben und ca. 15–20 Minuten garen. Lopino in einer Pfanne rösten, mit Loyu abschmecken und zum Kohl geben. Nori-Alge rösten und in den Kohl hineinbröseln. Das Ganze nochmals mit Loyu abschmecken.

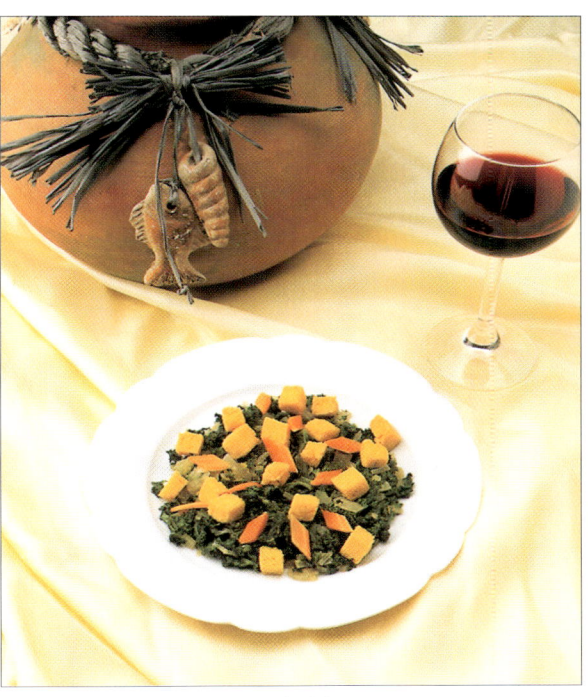

Grün-/Braunkohl mit Lopino

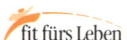

Lopinosauce

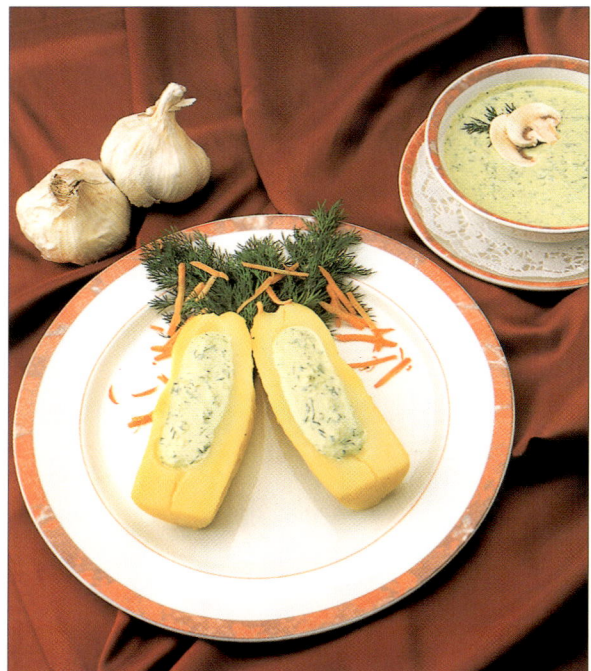

Lopinosauce

2 Portionen

¹/₂ Tasse Lopino natur
¹/₂ Tasse Pinienkerne
    oder Nüsse
¹/₂ TL Pfeilwurzelmehl
    oder Speisestärke
Pfeffer, Paprika und
    Muskat nach
    Geschmack
etwas Vollreismalz
oder Zuckerrübensirup
3 EL Kresse
3 EL Dill
3 EL Petersilie
Salz nach Geschmack
etwas Sojasauce und
    Zitronensaft

Alle Zutaten im Mixer gut pürieren.

Die Lopinosauce paßt zu gebackenen Kartoffeln.

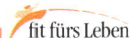
Kürbis-Lopino süß-sauer

1 Tasse Lopino natur,
   gewürfelt
1 Tasse Kürbis (Hokaido-
   kürbis oder ein ande-
   rer fester Kürbis wie
   Muskatkürbis, Butter-
   nußkürbis), gewürfelt
1 TL Pfeilwurzelmehl
   oder Speisestärke
1 Zwiebel, feingehackt
1/2 Knoblauchzehe,
   feingehackt
1 TL Ingwer, feingehackt
etwas Öl
etwas kalte Brühe
Sojasauce oder Loyu
Miso (nach Belieben)
   oder kräftige Brühe
Essig oder Zitronensaft
etwas Weißwein
etwas Ketchup oder To-
   matenmark
1 Prise Salz und Paprika
1 Prise Thymian und Kurkuma
Tabasko, Sambal Oelek oder Pfeffer nach Geschmack
etwas Vollreismalz oder Zuckerrübensirup

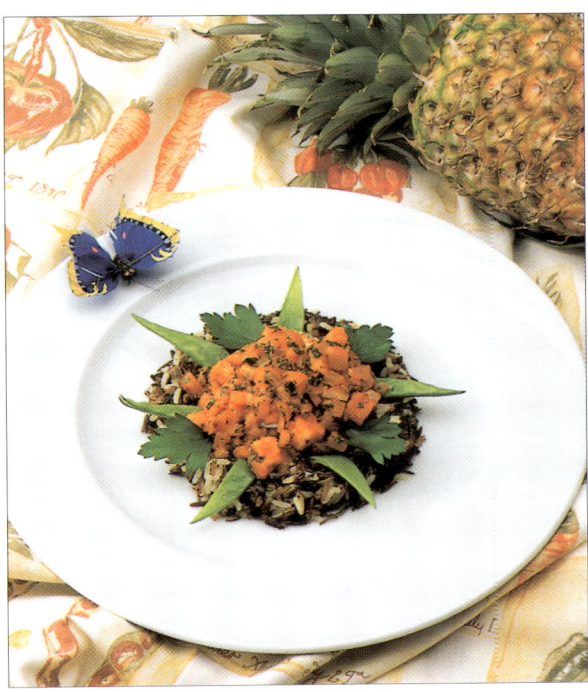

Kürbis-Lopino süß-sauer

Lopino- und Kürbiswürfel in Mehl wälzen. Im heißen Wok Zwiebel, Knoblauch und Ingwer in wenig Öl anbraten. Die übrigen Zutaten dazugeben, alles gut durchrühren und kurz braten lassen. Lopino- und Kürbiswürfel hinzufügen, durchrühren und unter geschlossenem Deckel 5–7 Minuten dünsten. Dazu paßt Reis.

103

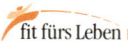
Überbackener Lopino

4 Portionen

500 g Lopino natur,
   in 2 cm dicke Scheiben geschnitten
500 g grüne Paprika
250 g Tomaten, gehäutet und in
   Scheiben geschnitten
250 g Schlagsahne
100 g mittelalter Gouda, gerieben
etwas Paprikapulver
2 Knoblauchzehen
Muskat, Cayennepfeffer, Salz
einige Tropfen Zitronensaft
abgezupfte Blättchen von
   2 Zweigen Thymian
2 EL Butter, in Flöckchen

Den Backofen auf 250 °C vorheizen, Paprika auf der mittleren Schiene 10–15 Minuten backen, bis die Haut Blasen wirft. Schoten herausnehmen, in ein feuchtes Küchentuch wickeln und 10 Minuten ruhen lassen. Backofen auf 200 °C herunterschalten. Tomaten mit etwas Paprika bestäuben. Die Haut der Paprikaschoten abziehen, die Schoten vierteln und von den Rippen und Kernen befreien. Paprika, Tomaten und Lopino schuppenförmig in eine feuerfeste Form schichten, Knoblauch, Muskat, Pfeffer, Salz, Zitronensaft und Thymian darüber verteilen. Schlagsahne und Käse mischen, in die Form gießen und die Butterflöckchen darauf verteilen. Den Lopino auf der mittleren Schiene des Backofens etwa 30 Minuten überbacken, bis er gebräunt ist.

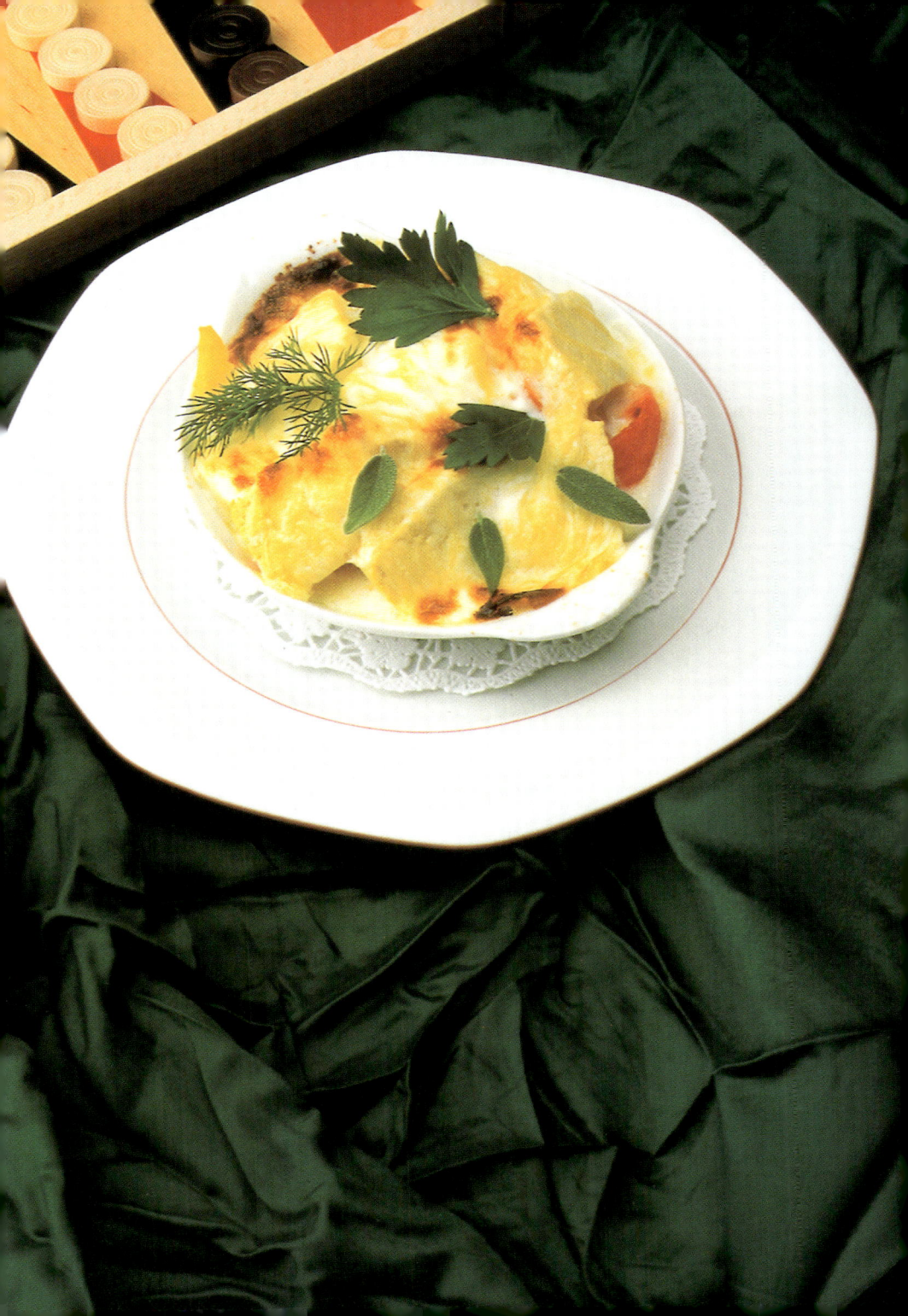

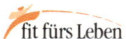

Lopino-Käse-Belag für Pizza

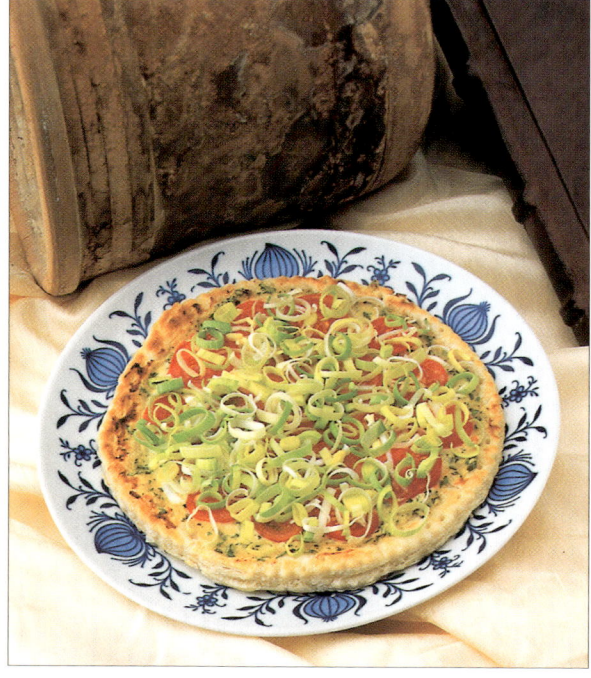

Lopino-Käse-Belag für Pizza

**300 g Lopino natur
$^1/_2$ Tasse Cashewnüsse
100 g Zwiebeln
2 Knoblauchzehen
etwas Kräutersalz
$^1/_2$ Tasse Wasser (nach
Bedarf)
1 TL gekörnte Gemüse-
brühe
2 EL Flüssigwürze
2 EL Zitronensaft
$^1/_2$ TL Paprikapulver,
edelsüß
$^1/_4$ TL Kurkuma
etwas Vollreismalz
etwas Schnittlauch,
feingeschnitten
1 Pizzaboden, vorge-
backen
Pizza-Belag nach Ge-
schmack**

Alle Zutaten – bis auf den Schnittlauch – im Mixer zu einer feinen Creme pürieren. Schnittlauch unterrühren und vorsichtig auf den vorgebackenen Pizzaboden streichen. Danach weiteren Belag auflegen und fertigbacken.

Tip: Die Sauce eignet sich auch gut als Brotaufstrich.

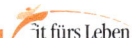
Lopino-Bällchen in Sesam

2 Portionen

4 Kartoffeln, gekocht
200 g Lopino natur
Curry, Pfeffer und Salz
3 EL Weißbrot-Brösel
*   oder Paniermehl*
etwas Paprika
1 Ei, verquirlt
30 g Sesamsamen
etwas Pflanzenfett

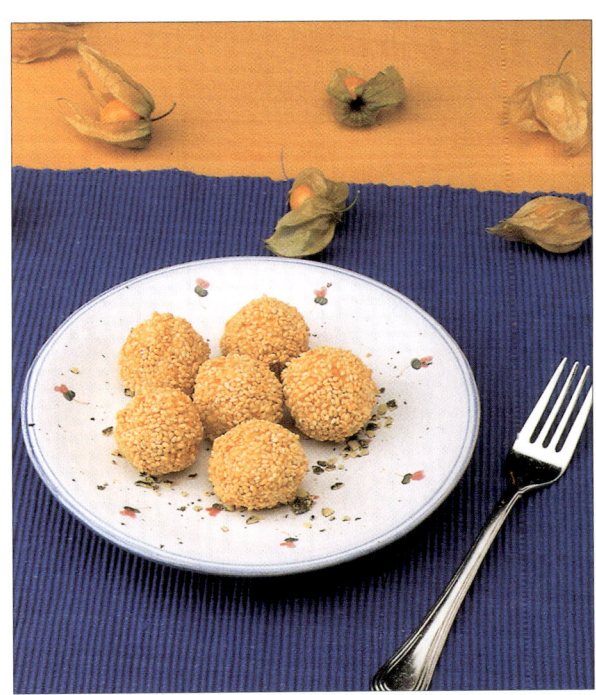

Lopino-Bällchen in Sesam

Kartoffeln und Lopino zerdrücken, Curry, Pfeffer, Salz und Brösel untermischen. Aus der Masse – sie darf nicht zu weich sein – kleine Bällchen formen. Diese mit etwas Paprika bestäuben und in Ei und Sesam wälzen. Gut andrücken. Dann in heißem Fett (in der Friteuse, im Wok oder in der Pfanne) goldbraun ausbacken.

Tip: Lopino-Bällchen sind eine ideale Vorspeise. Sie schmecken aber auch als »Solo-Nummer« zum Tee oder Wein am Abend.

107

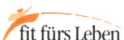
Kürbis mit Kruste

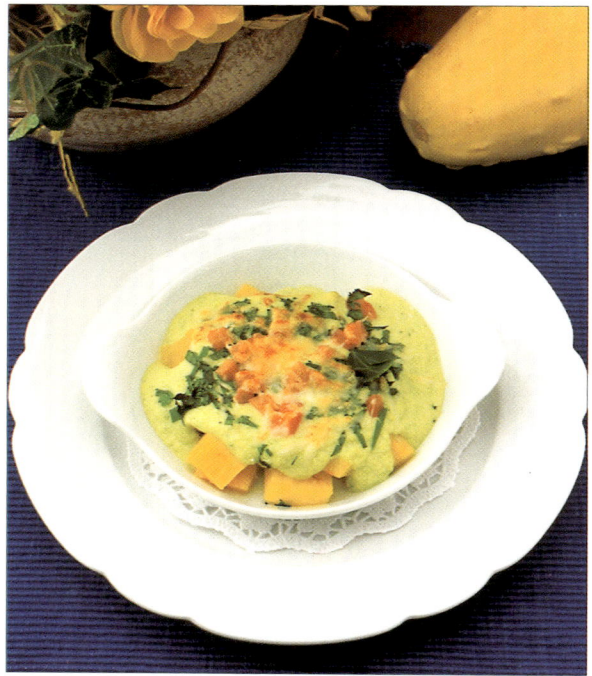

Kürbis mit Kruste

2 Portionen

250 g Lopino natur
250 g Kürbisstücke
  (ca. 1 x 5 cm)
1 Becher Joghurt natur
1 Zwiebel
$^1/_2$ Knoblauchzehe
etwas Pfeffer und Salz
etwas Wasser
1 EL gehackte Petersilie
1 Prise Rosmarin,
  getrocknet
2 EL Vollreismalz
Parmesan und Butter-
  flöckchen zum
  Bestreuen

Kürbis in der Pfanne braten und in eine Auflaufform legen. Alle übrigen Zutaten (bis auf den Parmesan) pürieren und über den Kürbis gießen. Mit Parmesan bestreuen und ca. 30 Minuten bei 200 °C im Backofen backen.

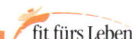

Bolognese-Lopino

2 Portionen

200–300 g Lopino natur, gewürfelt (ca. 1 x 1 cm)
400 g Nudeln
500 g Tomaten, enthäutet und gewürfelt
1 Möhre, kleinegewürfelt
1 Zwiebel, gehackt
8 EL Öl
1 Knoblauchzehe, gehackt
2 EL Rotwein
Salz, Pfeffer
$^1/_2$ TL Paprika, edelsüß
2 TL Basilikum, getrocknet

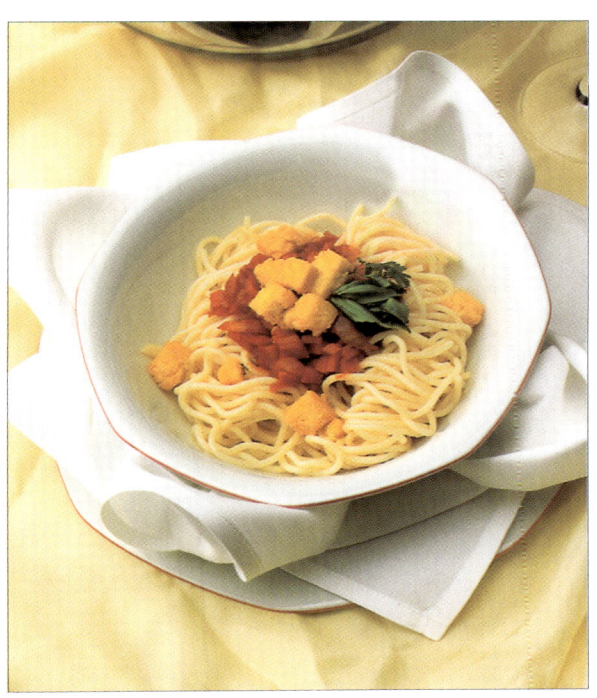

Bolognese-Lopino

4 EL Öl in einer Pfanne erhitzen, Zwiebel, Knoblauch und Möhre darin andünsten. In einer anderen Pfanne Lopino mit 4 EL Öl gut durchrösten. Gemüse und Lopino in einen Topf geben, Tomaten dazugeben und mit Wein und Gewürzen abschmecken. Bei mittlerer Hitze 15–20 Minuten unter gelegentlichem Umrühren einkochen.
Als Beilage Nudeln bißfest kochen.

109

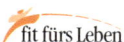
Lopino-Reispfanne

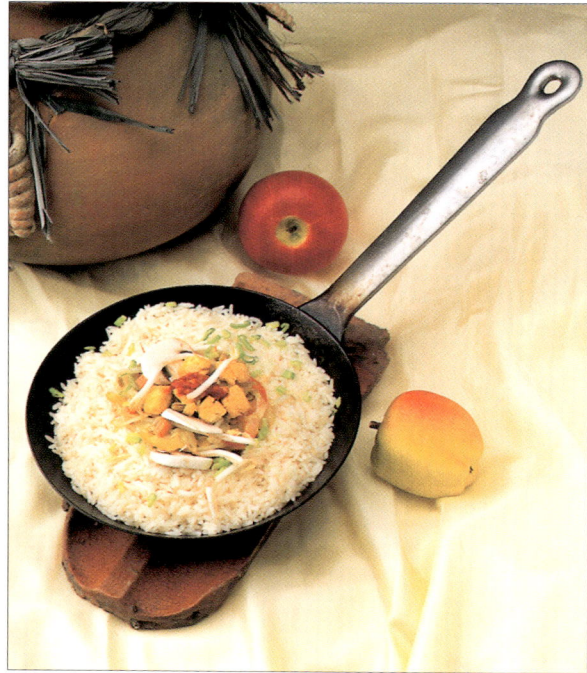

Lopino-Reispfanne

2 Portionen

125 g Reis
1 Zwiebel
1 Paprikaschote
1 Zucchini
evtl. weitere Gemüse-
    sorten zu gleichen
    Teilen wie Paprika
    und Zucchini
100 g Sprossen
100 g Bambus
1 Portion würziger
    Lopino-Brot-
    aufstrich
    (Rezept s. S. 120)
2 EL Öl
Loyu oder Sojasauce

Reis kochen und mit Öl und kleingeschnittenem Gemüse andünsten. Sprossen und Bambus dazugeben, und alles mit Loyu oder Sojasauce abschmecken.

Dieses Gericht kann man auch kalt als Salat anbieten.

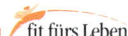
Lopino-Gemüse-Laibchen

1 Portion

250 g Lopino natur
1 Tasse Wurzelgemüse,
   gewürfelt
1 TL Haferflocken
Pfeffer, Rosenpaprika
   nach Geschmack
Ingwer, Koriander,
   Kardamom nach
   Geschmack
Salz
$^1/_2$ TL Miso (in etwas
   Wasser aufgelöst)
   oder etwas kräftige
   Brühe
einige Tropfen Zitro-
   nensaft
etwas Vollreismalz o.
   Zuckerrübensirup
Mehl nach Bedarf

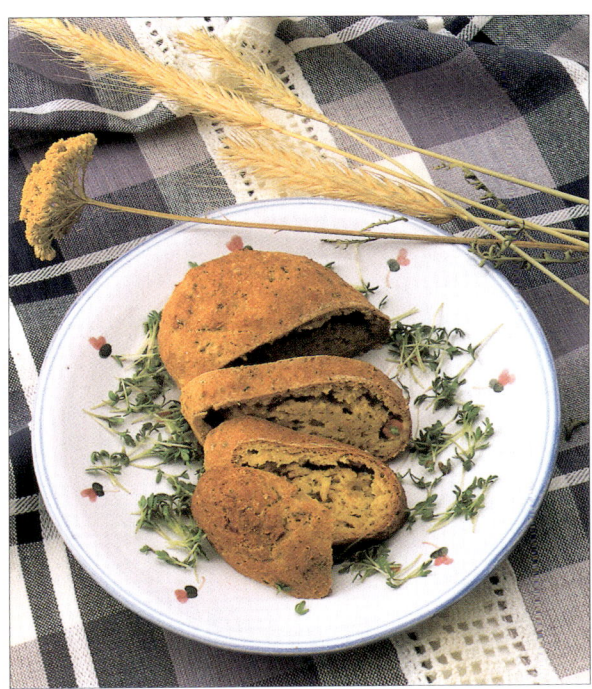

Lopino-Gemüse-Laibchen

Lopino mit dem angerösteten, gedämpften Gemüse im Mixer pürieren. Die übrigen Zutaten dazugeben und alles gut
vermischen. Mit feuchten Händen 2 Laibchen formen. Im
Backofen bei mittlerer Hitze (ca. 190 °C) ca. 25 Minuten
backen (anfangs auch Grill/Umluft möglich, dann um-
schalten), nach der Hälfte der Backzeit die Laibchen um-
drehen.

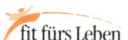

Tomaten- und Kopfsalat mit zerdrücktem Lopino

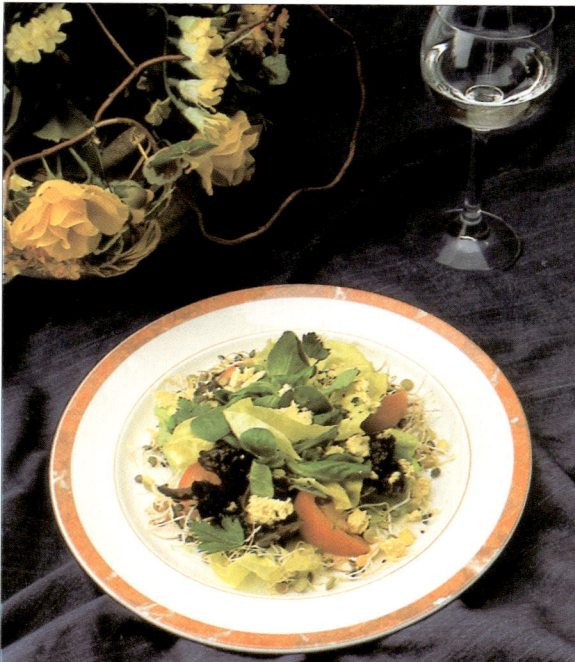

Tomaten- und Kopfsalat mit zerdrücktem Lopino

4 Portionen

300 g Lopino natur,
zerdrückt
1 Rezept cremiges
Lopino-Dressing
(s. Rezept S. 118)
4 Salatblätter
3 Tomaten, geachtelt
1 kleine Salatgurke,
in ovale Scheiben
geschnitten
$^1/_4$ Tasse Sonnen-
blumenkerne

Lopino und Dressing in einer Schüssel gut verrühren, Salatblätter auf vier Teller verteilen. Tomaten und Gurken anrichten und Lopino mit dem Dressing darübergeben. Mit Sonnenblumenkernen bestreut servieren.

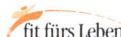
Lopino-Pflaumenpüree

3 Portionen

1 ¹/₂ Tassen Pflaumen-
    kompott
230 g Lopino natur
3 EL Zitronensaft

Alle Zutaten im Mixer fein
pürieren.

Schmeckt vorzüglich zum
Frühstück oder auf gebut-
terten Toastscheiben.

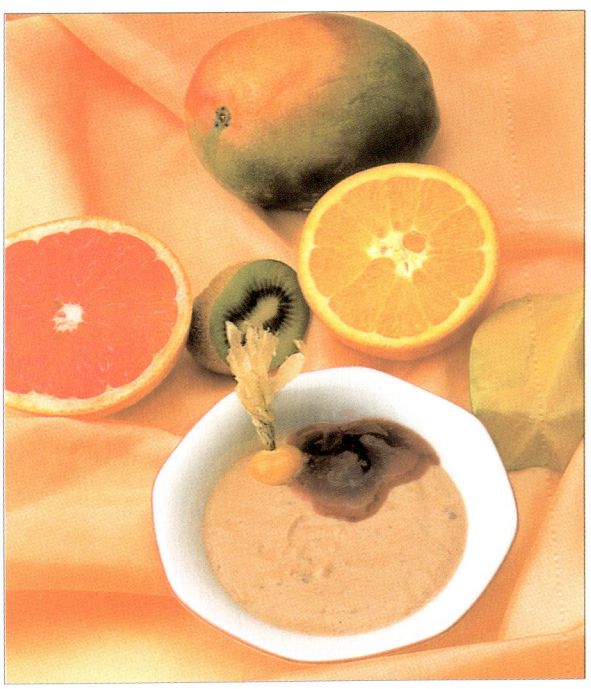

Lopino-Pflaumenpüree

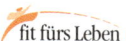

Lopino-Ananaspüree

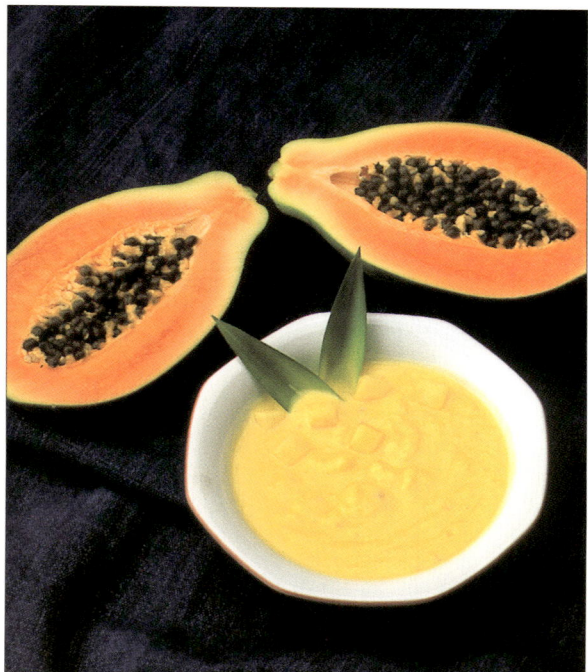

Lopino-Ananaspüree

4 Portionen

1 Tasse Ananasstücke, abgetropft
einige Ananas-
stückchen zum
Garnieren
340 g Lopino natur
1 ¹/₂ TL Agavensaft
oder Gersten- bzw.
Vollreismalz oder
Zuckerrübensirup

Alle Zutaten im Mixer pürieren. Vor dem Servieren mit den Ananasstückchen garnieren.

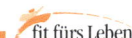
Lopino-Aufstrich Zwiebel-Apfel

2 Portionen

250 g Lopino natur
1 Zwiebel, feingeschnit-
 ten
1 Apfel, kleingeschnit-
 ten
1 EL Butter
etwas Pfeffer und Salz
1 Bund Majoran
Sojasauce oder Loyu
 (nach Belieben)
etwas Zitronenschale
etwas Paprika
(Soja-) Milch nach
 Bedarf

Butter in einer heißen
Pfanne schmelzen, Zwiebel
andünsten, Apfel dazuge-
ben und mitdünsten. Lopi-
no mit den Gewürzen im
Mixer cremig pürieren, bei
Bedarf etwas Milch hinzu-
fügen.

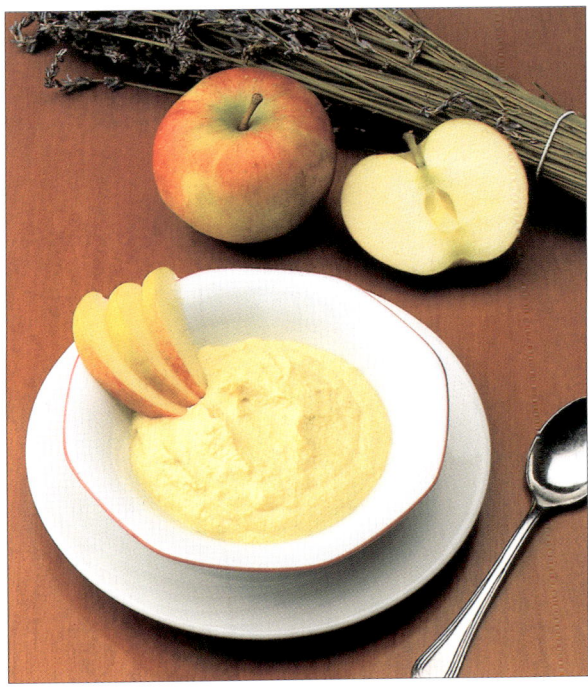

Lopino-Aufstrich Zwiebel-Apfel

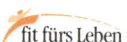
Feine Lopinocreme

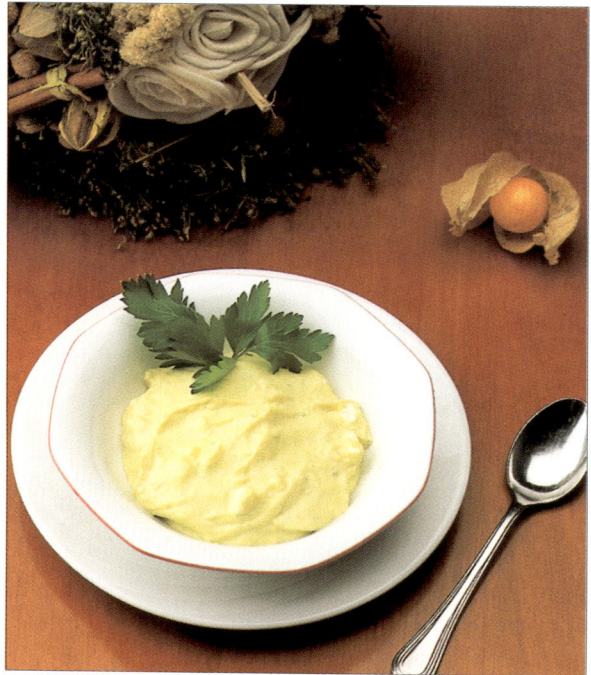

Feine Lopinocreme

2 Portionen

*300 g Lopino,
    geräuchert
100 g Schlagsahne
3 EL Bergkäse,
    gerieben
2 Knoblauchzehen,
    geschält
etwas Cayennepfeffer,
Paprika und Salz
1 EL Zitronensaft
3 EL feingehackte
    Petersilie*

Lopino mit Sahne, Knoblauch und Pfeffer im Mixer pürieren. Restliche Zutaten daruntermischen.
Dazu paßt Vollkornbrot.

116

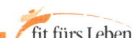
Lopino-Erdnußbutter-Bananenaufstrich

7 Portionen

300 g Lopino natur
$^1/_2$ Tasse Erdnußbutter
(möglichst ungesal-
zen)
1 $^1/_2$ Bananen
2 EL Zitronensaft
1–2 EL Gerstenmalz
oder Agavensaft
evtl. einige Nüsse, Rosi-
nen oder Bananen-
scheiben

Alle Zutaten im Mixer fein
pürieren (oder in einer
Schüssel zerstampfen).
Aufstrich auf Vollkornbrot
streichen und nach Belie-
ben mit Nüssen, Rosinen
und Bananenscheiben gar-
nieren. Auch als Fruchtmus
serviert ein Leckerbissen.

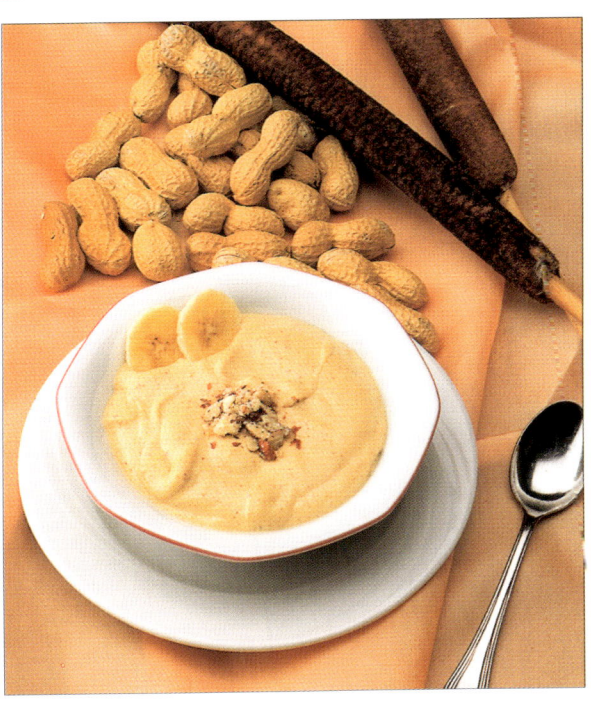

Lopino-Erdnußbutter-Bananenaufstrich

117

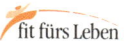
Cremiges Lopino-Dressing

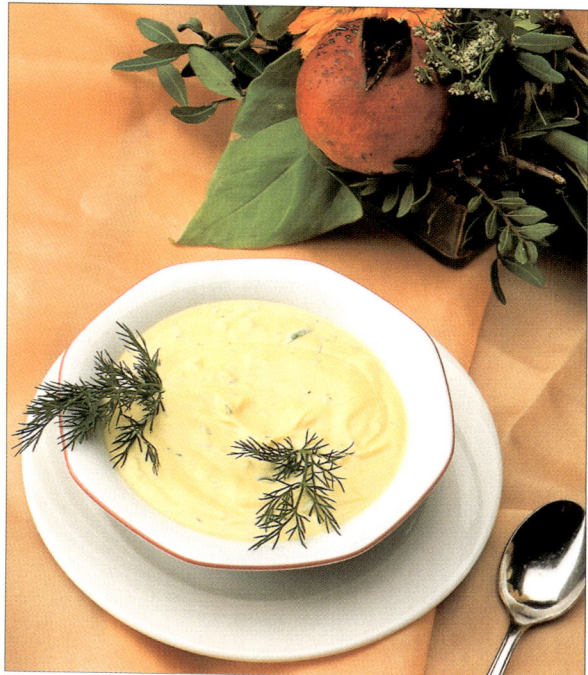

Cremiges Lopino-Dressing

4 Portionen

**170–200 g Lopino
natur, zerdrückt
1 ¹/₂–2 EL Zitronen-
saft oder Essig
2–2 ¹/₂ EL Öl
¹/₄ TL Salz
1 TL Loyu
Gewürze nach Belie-
ben, z.B. feinge-
hackte Petersilie
oder Pfeffer**

Entweder alle Zutaten in einen Mixer geben und 20 Sekunden pürieren, bis eine glatte Masse entsteht oder Lopino zerdrücken, mit den Zutaten mischen und vor dem Servieren 15 bis 30 Minuten stehenlassen. Nach Belieben mit etwas Petersilie oder einer Prise Pfeffer würzen.

In einem verschlossenen Behälter gekühlt aufbewahrt, bleibt das Dressing 2 bis 3 Tage frisch, dabei dickt es etwas ein – und schmeckt noch besser. Man kann es auch einfrieren.

118

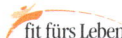
Lopino-Dip Guacamola

4 Portionen

200 g Lopino natur
1 Avocado, geschält
und entkernt
3 EL Zitronensaft
2 EL Öl
2 Knoblauchzehen,
gehackt oder zer-
drückt
$^3/_4$ TL Salz
2 TL Loyu oder
Sojasauce
$^1/_4$ Tasse Wasser

Alle Zutaten im Mixer fein
pürieren.

Vorzüglicher Dip oder als
Dressing, mit Tortillas oder
als Pfannkuchenfüllung.
Kann eingefroren werden.

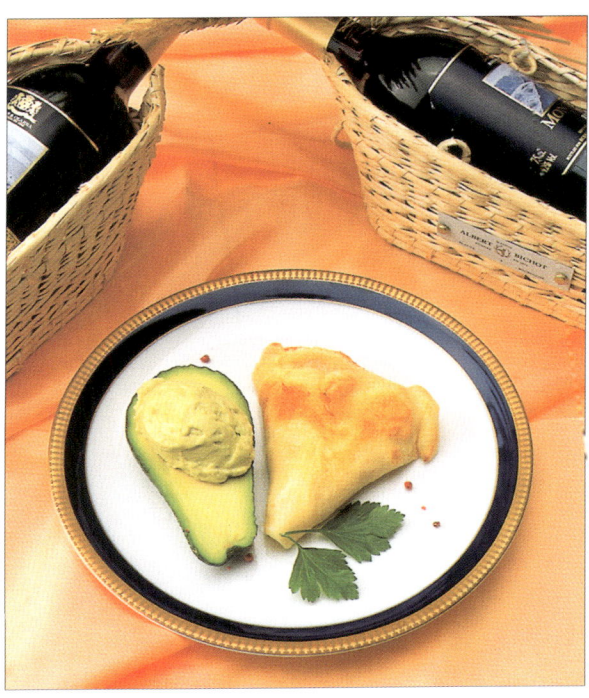

Lopino-Dip Guacamola

119

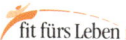
Lopino-Brotaufstrich

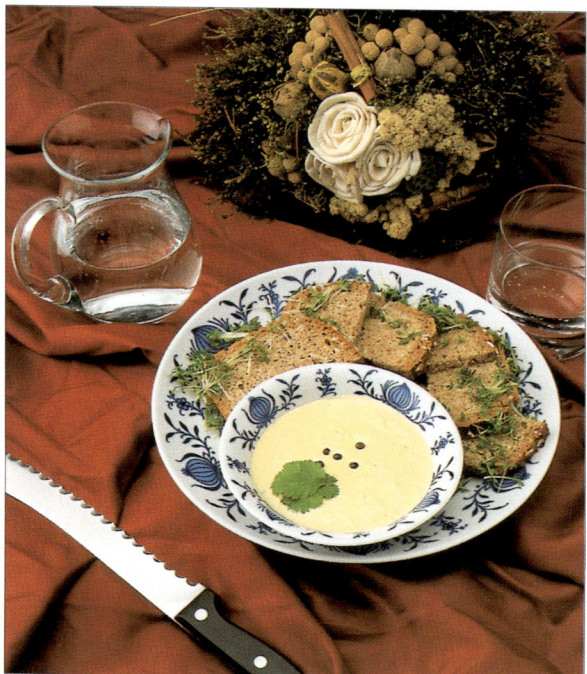

Lopino-Brotaufstrich

2 Portionen

50 g Lopino natur
1 EL (Soja-)Sahne
40 g Butter
etwas Paprika
1 EL (grüner) Pfeffer
1 TL Korianderblätter
2 TL Salz

Lopino im Mixer pürieren. Dann erst Sahne und Butter hinzufügen und weitermixen, damit die Masse nicht klumpt. Mit den Gewürzen kräftig abschmecken.

Tip: Dieser Aufstrich hält sich im Kühlschrank in einem luftdichten Behälter einige Tage. Das Aroma, das ein wenig an Schimmelkäse erinnert, nimmt im Laufe der Zeit zu.

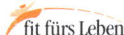
Pikanter Lopino-Aufstrich

4 Portionen

250 g Lopino,
geräuchert
1 Becher Joghurt natur
1 TL Mandelmus
2 Knoblauchzehen
Pfeffer, Sambal Oelek
oder Chili, Rosen-
paprika nach
Geschmack
etwas Salz
etwas Sojasauce oder
Loyu
Petersilie nach
Geschmack
etwas Zitronensaft
abgeriebene Schale
einer Zitrone
Gelbwurz bzw.
Kurkuma
1 TL Agavensaft, Voll-
reismalz oder Zucker-
rübensirup
etwas Pfeilwurzelmehl
oder Speisestärke

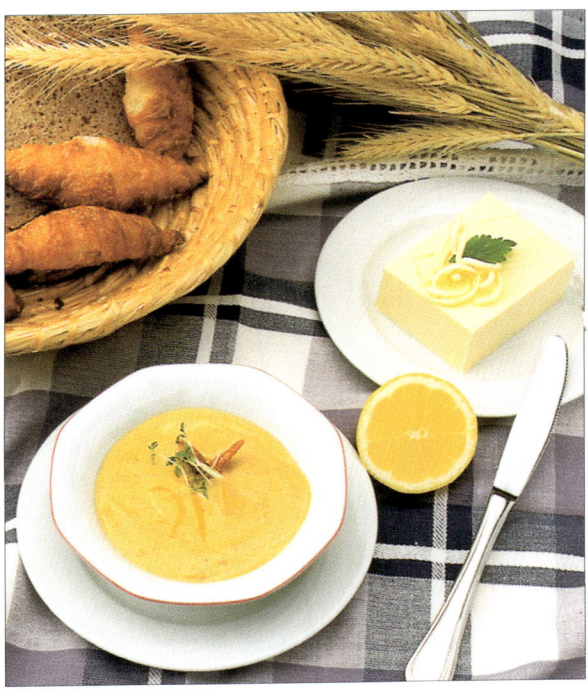

Pikanter Lopino-Aufstrich

Alle Zutaten mit dem Stabmixer fein pürieren; mindestens
3 Stunden ziehen lassen.

121

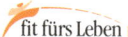
Lopinokuchen

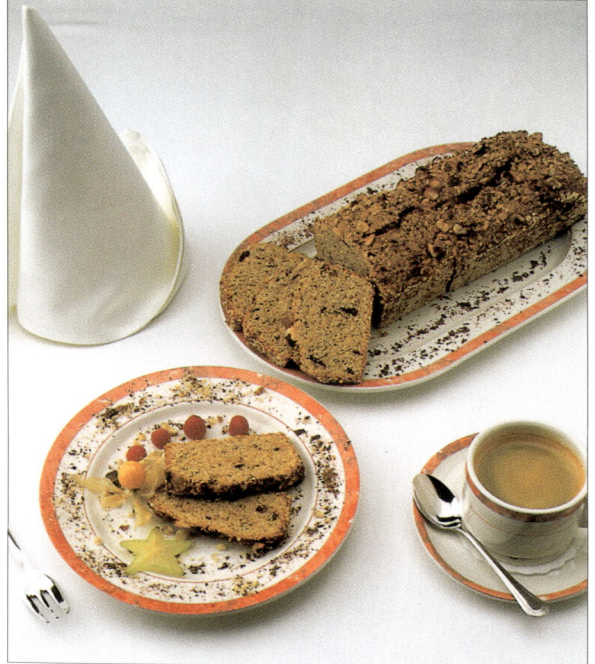

Lopinokuchen

2 Portionen

**60 g weiche Butter
  oder Margarine
150 g Vollrohrzucker
200 g Lopino natur
Milch nach Bedarf
300 g Dinkelmehl
¹/₂ Päckchen Back-
  pulver
50 g Kakao oder
  Schokoladen-
  stückchen
etwas Sesam
evtl. gehackte Nüsse
etwas Fett für die
  Backform**

Butter oder Margarine mit Zucker und Lopino vermischen. Abwechselnd Milch, Mehl und Backpulver unterrühren. Kakao oder Schokolade hinzufügen und in eine gefettete, mit Sesam ausgestreute Kastenform füllen. Mit etwas Vollrohrzucker und Nüssen oder Sesam bestreuen und bei 175 °C ca. 45 Minuten backen.

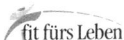

Literaturverzeichnis

Besson, Dr. Philippe-Gaston, »Dynamisch leben durch Säure-Basen-Gleichgewicht«, Waldthausen Verlag

Buchecker, Kirsten, »Das Lopino-Kochbuch. Zeitgemäße Küche mit einem neuen Lebensmittel«, Altera Verlagsgesellschaft

Burgerstein, Dr. Lothar, »Burgersteins Handbuch Nährstoffe«, Haug Verlag

Diamond, Harvey und Marilyn, »Fit fürs Leben«, Waldthausen Verlag

Elmafda, I., Claus Leitzmann, »Ernährung des Menschen«, Ulmer Verlag

Iken, Sarah, »Kochen mit Lopino – Neue Rezeptideen«, Firma Geestland

Moll, Ralf, Ute Schain-Emmerich, »Natürliche Nahrung für mein Baby«, Fit fürs Leben Verlag

Murray, Dr. Michael T., »Das neue Saftbuch«, Waldthausen Verlag

Walker, Dr. Norman, »Frische Frucht- und Gemüsesäfte«, Waldthausen Verlag

Wendt, Prof. Dr. Lothar, »Gesundwerden durch Abbau von Eiweißüberschüssen«, Schnitzer Verlag

Worlitschek, Michael, »Praxis des Säuren-Basen-Haushaltes«, Haug Verlag

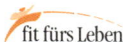

Über den Autor

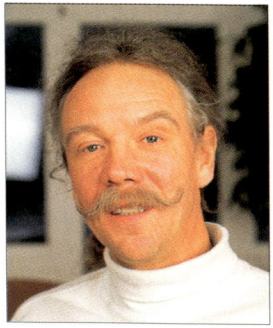

Paul Bremer

Paul Bremer hat zehn Jahre lang als Dozent für Ernährungslehre an verschiedenen Schulen gearbeitet und sich im besonderen mit der Philosophie des Yin und Yang und deren ernährungsphysiologischen Hintergründen beschäftigt.

1987 begann *Paul Bremer* mit der Herstellung von pflanzlichen Proteinen, der die Entwicklung eines patentierten Herstellungsverfahrens zur Gewinnung von Eiweiß aus den Samen der Süßlupine (Lopino) folgte.

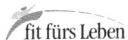

Kontaktadressen

Fit fürs Leben-Service
Stendorfer Straße 3
27721 Ritterhude

fit fürs Leben Verlag

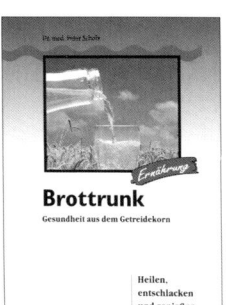

Brottrunk
Gesundheit aus dem Getreidekorn

Heilen,
entschlacken
und genießen

Trinken, essen,
baden, einreiben –
Brottrunk ist ein ein-
maliges Universalmittel
für Gesundheit
und Wohlbefinden

128 Seiten, kt.
ISBN 3-89526-024-X

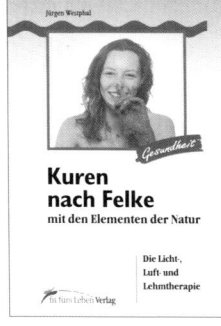

**Kuren
nach Felke**
mit den Elementen der Natur

Die Licht-,
Luft- und
Lehmtherapie

Licht, Luft, Wasser und
Lehm bilden die ele-
mentaren Säulen die-
ser seit 100 Jahren be-
währten Heilkur, die
alle Ausscheidungsor-
gane anregt und damit
zur Entgiftung des
Körpers beiträgt

128 Seiten, kt.
ISBN 3-89526-029-0

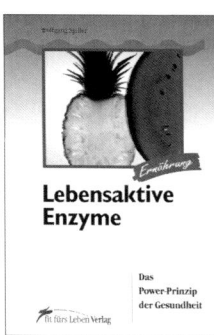

**Lebensaktive
Enzyme**

Das
Power-Prinzip
der Gesundheit

Enzyme sind die Zünd-
funken des Lebens. Die-
ses Buch gibt wertvolle
Hinweise zur
gezielten Auswahl von
enzymgeladenen
Lebensmitteln und
beschreibt das Enzym-
Fasten

128 Seiten, kt.
ISBN 3-89526-025-8

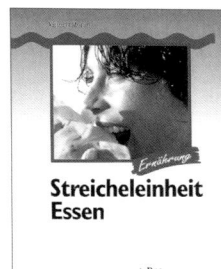

**Streicheleinheit
Essen**

Das
Verwöhnbuch
für Frauen

Victoria Moran ver-
mittelt den Leserinnen
in ihrem »Verwöhn-
buch für Frauen« sehr
anschaulich und le-
bendig, wie Essen zu
einer Streicheleinheit
für Körper und Geist
werden kann

176 Seiten, kt.
ISBN 3-89526-009-6

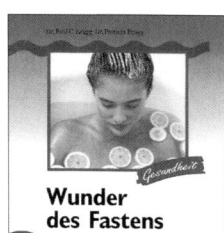

**Wunder
des Fastens**

Fitness und
Jugend durch
individuell
richtiges Fasten

Das ganzheitliche Fa-
sten-Programm von
Paul und *Patricia Bragg*
befaßt sich mit dem
ganzen Menschen – der
Seele, dem Geist und
dem Körper. Der Fa-
sten-Klassiker in über-
arbeiteter Neuauflage!

176 Seiten, kt.
ISBN 3-89526-022-3

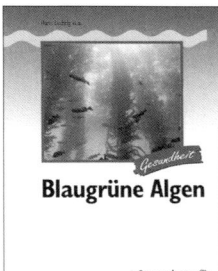

Blaugrüne Algen

Supernahrung für
Körper und Geist

Die blaugrünen
Uralgen aus dem
Klamath Lake in
Oregon sind die älte-
ste organische unbe-
handelte Mikronah-
rung, die uns mit
energiereicher Kraft
versorgen können

128 Seiten, kt.
ISBN 3-89526-013-4

Erhältlich in jeder Buchhandlung. Fordern Sie unser Gesamtverzeichnis an:
Stendorfer Straße 3 · 27721 Ritterhude · Tel. 04292 - 816344 · Fax 04292 - 816329

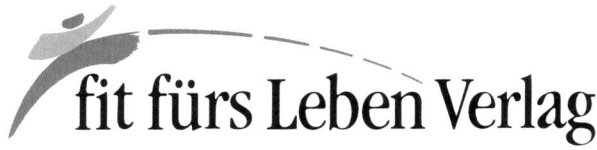

fit fürs Leben Verlag

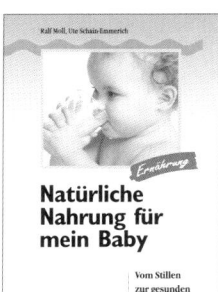

Natürliche Nahrung für mein Baby

Vom Stillen zur gesunden Säuglingskost

Eine ausgewogene und tiereiweißfreie Ernährung kann Allergien bereits im Säuglings- und Kleinkindalter vorbeugen. Stuten- und Ziegenmilch sind gesunde Alternativen zur Kuhmilch

128 Seiten, kt.
ISBN 3-89526-026-6

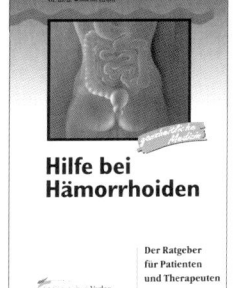

Hilfe bei Hämorrhoiden

Der Ratgeber für Patienten und Therapeuten

Dieses Buch führt seine Leser anhand ihrer Beschwerden zu den möglichen Krankheitsbildern und zeigt ihnen Wege auf, wie sie selbst oder mit medizinischer Hilfe damit fertig werden können

128 Seiten, kt.
ISBN 3-89526-023-1

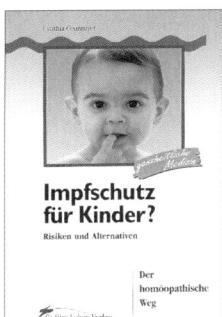

Impfschutz für Kinder?

Risiken und Alternativen

Der homöopathische Weg

Alle Eltern stehen vor der schwierigen Entscheidung, ob sie ihr Kind impfen lassen sollen oder lieber nicht. Eine Alternative ist die Stärkung des Immunsystems mit homöopathischen Mitteln

128 Seiten, kt.
ISBN 3-89526-019-3

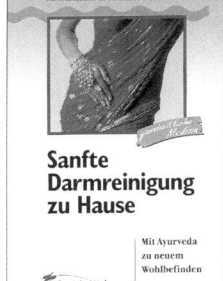

Sanfte Darmreinigung zu Hause

Mit Ayurveda zu neuem Wohlbefinden

Die alte indische Lehre des Ayurveda bietet eine sanfte und natürliche Methode der Darmreinigung, die problemlos zu Hause durchgeführt werden kann

128 Seiten, kt.
ISBN 3-89526-012-6

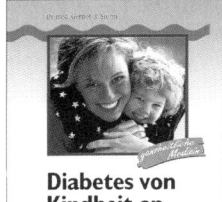

Diabetes von Kindheit an

Ein Ratgeber für Eltern und Betroffene

Was tun, wenn das eigene Kind Diabetes hat? *Dr. Strom* beschreibt, wie Angehörige helfen können und läßt Eltern und Kinder zu Wort kommen

128 Seiten, kt.
ISBN 3-89526-020-7

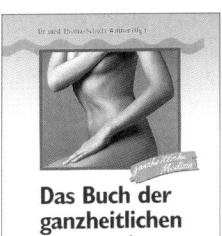

Das Buch der ganzheitlichen Darmsanierung

Gesund durch Colon-Hydro-Therapie

Die ganzheitliche Darmsanierung durch die Colon-Hydro-Therapie zählt zu den wirkungsvollsten Methoden der Gesundheitsvorsorge

128 Seiten, kt.
ISBN 3-89526-016-9

Erhältlich in jeder Buchhandlung. Fordern Sie unser Gesamtverzeichnis an:
Stendorfer Straße 3 · 27721 Ritterhude · Tel. 04292 - 816344 · Fax 04292 - 816329

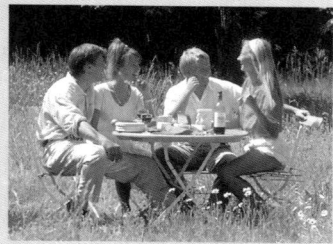
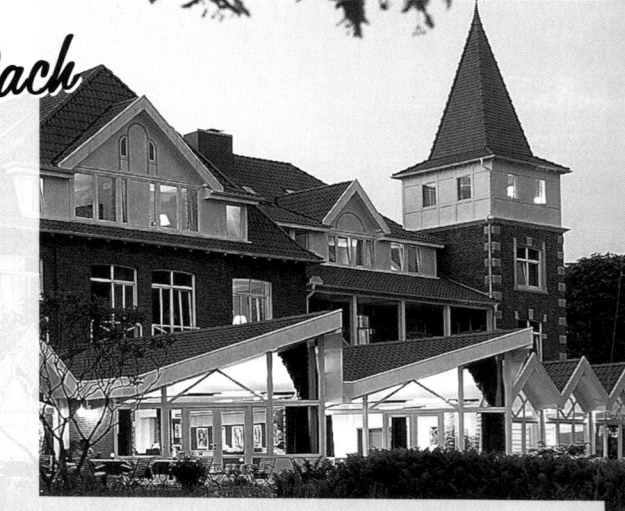